子どもの夜ふかし
威

三池輝久
Miike Teruhisa

a pilot of wisdom

目次

はじめに――知っていますか？　子どもの睡眠障害―― 10

第1章　子どもの夜ふかしが危ない―― 17

赤ちゃんの短眠大国、ニッポン
短眠の原因は「夜ふかし」
高校生の7割が深夜0時以降に就寝
夜ふかしは健康リスクを高める
睡眠不足と学力低下の関係
寝ない子は脳の海馬が小さい
子どもを巻き込む「夜ふかし文化」
教育熱が夜ふかしを助長する！
子どもの睡眠障害とは何か？
子どもの脳は疲れている

第2章　新生児から乳幼児までの睡眠障害と発達障害

発達障害に対する医学生理学界の最新の考え
睡眠は脳を創り、育て、守る
脳内情報を運ぶシナプスと神経伝達物質
生命維持の鍵を握る視床
レム睡眠とノンレム睡眠
なぜ赤ちゃんはよく眠るのか?
自閉症の子どもの睡眠の特徴
ＡＤＨＤの子どもの睡眠の特徴
命のリズムを刻む体内時計
体内時計が未成熟な赤ちゃん
概日リズムが長めの赤ちゃん
睡眠不足と脳のオーバーワーク
情報処理能力のバラツキが症状の背景
昼寝をしない子どもが増えている

発達障害の症状を緩和する可能性
睡眠治療の骨子
睡眠治療の実際
治療ケース（2～3歳、女の子）
治療と見守り

第3章　小学生以上の子どもの睡眠障害と不登校・ひきこもり――背景としての小児慢性疲労症候群――

不登校・ひきこもり状態の子どもの身体には何が起こっているのか？
不登校児に多い頑張りの生活歴
疲労とは
脳時計が制御する3つの生体リズム
脳時計が狂うと動くことも、休むこともできなくなる
不登校のきっかけ
疲労で学校に行けなくなったY君

初期にあらわれる自律神経症状を見逃すな
フクロウ症候群と時差ぼけの違い
ドタキャンと「別人28号症候群」
子どもの疲労・倦怠を示す9つのステージ
小児慢性疲労症候群の発症メカニズム
フクロウ症候群が悪化すると……
アメリカで発見された慢性疲労症候群
ひきこもりの4割が昼夜逆転生活
ショッピングに行けて、学校に行けない脳
治療ケース（中学3年生、女の子）
治療ケース（大学生、男性）
復学の条件――何をもって「回復」とするか――
発症の時期と予後

第４章　睡眠時間記録をつけよう ―― 137
自分の睡眠は自分で評価できる
睡眠時間記録表の見方
睡眠時間記録のつけ方
記録でわかる子どもの生活習慣
子どものパーソナルの睡眠時間を知ろう
月齢・年齢別、睡眠の特徴
要注意！「夜ふかしの４関門」
第５章　家族でできる睡眠改善 ―― 165
――大人が変われば、子どもも変わる――
副作用なし！　予防こそ最良の方策
新生児から乳幼児の良眠のための９のヒント
小学生以上の児童・生徒の良眠のための７のヒント

あとがきにかえて――福井県W町A小学校における眠育プロジェクト成功例―― 184
参考文献―― 188

図版作成/クリエイティブメッセンジャー

本書で取り上げた個別のケースは、当事者より掲載許可をいただいているか、個人が特定されないよう変更を加えるなど、プライバシーに配慮をしています。

はじめに——知っていますか？　子どもの睡眠障害——

健やかな眠り。

これは、子どもが自分自身の生まれついての能力を十分に使い、悔いのない人生を送るために欠かせない大切な生活習慣です。皆さんのお子さんの眠りは大丈夫でしょうか。

近年、睡眠研究の進展とともに、子どもの睡眠習慣の悪さが学習意欲や学力の低下、肥満、うつ病など、発達にダメージを与えることが明らかになり、広くメディアで報道されるようになりました。その甲斐《かい》あってか、一部の親ごさんたちの間では、睡眠の重要性に対する認識が高まりつつあります。

しかし、私が日々の診察や治療、そして「睡眠教育」（略して眠育）の一環として行っている講演活動で、保護者の皆さんに子どもの睡眠の大切さについてお話しをすると、ときどきびっくりするような「常識」に出合うことがあります。

ある就学前の子どもをもつ父親は、「子どもの脳は柔軟性があるから眠らなくても大丈夫でしょう」と語っていましたし、「先生、土・日に『寝だめ』をしていれば平日はいくら夜ふかしをしてもOKですよね？」と安心しきっている親もいました。

中学生の保護者を対象にした講演会では、「うちの子は受験、塾、クラブ活動と超多忙なんです。高校受験も迫っています。ショートスリーパーになる方法を教えてください」と質問されたこともあります。その方の話によれば、何でも教育熱心なご家庭の多い地域に住んでいて、自分の子どもだけ遅れをとるわけにはいかないのだそうです。

もし自分がショートスリーパーだったらもっと充実した人生が送れていたのにと悔やんだり、実際にショートスリーパーになろうと挑戦したりした方は多いと聞いています。私自身、人よりも長く睡眠時間が必要なタイプなので、若いころはショートスリーパーにあこがれたこともありました。

でも、子どもの「眠り」は、これから社会に巣立っていくための基礎的な能力を作る大事な時間です。十分な睡眠時間をとり、早寝早起きの規則的な生活リズムを作ることが、子どもの心身を守り育てます。

２０１３年3月まで、私は兵庫県神戸市にある兵庫県立リハビリテーション中央病院・子どもの睡眠と発達医療センターでセンター長を務め、日々子どもたちの診察と治療にあたってきました。故郷熊本に戻った今でも月に数日はセンターに通い、子どもたちの睡眠治療を行っています。この病院を訪れるのは、乳児から10代までの、生活困難をきたすほど睡眠問題が悪化した子どもたちです。

「たかが睡眠で？」といぶかしく思われるかもしれません。でも、眠りを削る子どもたちの生活習慣は、将来の様々な病気につながる状態（うつなどの精神疾患、糖尿病などの内分泌・代謝疾患、悪性腫瘍など）のおおもととして注目され、社会全体の課題として認知されなければならない問題と言われ始めています。

そして、私が行った30年におよぶ約４０００名の臨床経験、１万人を対象に実施した睡眠実態調査では、子どもの睡眠の状態が発達障害や不登校・ひきこもりと深く関係していることも明らかになっています。

近年、発達障害と診断される子どもの急増が話題となっていますが、以前から、子どもの睡眠および発達の研究者の間では、注意欠陥多動性障害（ＡＤＨＤ）や自閉症の子どもの多くに「睡眠障害」が共通することが知られていました。

最近になって、その原因の１つに、睡眠リズムを司《つかさど》る「体内時計」の形成不全があることが判明しました。体内時計は、地球が自転で１回転する24時間を基盤にして、朝になると目を覚まし、夜になると眠くなるなど、ヒトの生体リズムを刻む時計の総称です。発達障害の子どもは、脳の中にある体内時計（別名「脳時計」）の形成が未熟であったり、長めだったりするために、規則正しい睡眠のリズムを作るのが難しく、今まさに創られようとしている脳の生育が抑制されて、運動や言語、コミュニケーションに影響を与えていると考えられるのです。

乳幼児期は一見問題なく過ごしているようにみえた子どもでも、脳機能がほぼ完成した学童期以降に慢性睡眠欠乏による睡眠障害が起こると、体内時計の混乱や脳機能の低下から「小児慢性疲労症候群」を発症し、学校に行きたくても行けない、いわゆる「不登校・ひきこもり」の状態になる恐れがあることが私の研究で判明したのです。

小児慢性疲労症候群では、自律神経系の症状の出現に加えて生活リズムが夜型にシフト（ズレまたは逆転）するので、朝起きて学校に行き、授業を受け、クラブ活動に参加し、友だちと遊ぶことが辛くなります。記憶力や判断力、集中力、やる気が低下し、強い疲労感にも支配されます。柔軟で何事も吸収していく力をもつはずの子どもの脳が、ひどく疲れて機能低下を起こし、まるでお年寄りの「認知症」と似た状況が脳の中で引き起こされるのです。この問題の重要な点は、それが「いつ、誰に起こるのかわからず、治癒に時間がかかる」ことです。

詳しくは本書で述べていきますが、こうした子どもの発達に影響を与える睡眠問題を作るきっかけとなるのが、社会全体に蔓延《まんえん》する「夜ふかし・遅寝の生活習慣」なのです。

現代日本社会において、わかっちゃいるけど止《や》められないのが「子どもの夜ふかし」です。夜型生活が常態化したこの国では、子どもたちに十分な休養を与える規則正しい生活が保障されているとは言いがたい状況にあります。早寝早起きがいいとはわかっていても、ご家庭の事情があってできない方もたくさんおられるに違いありません。しかし、睡眠は子どもの「脳を創り、その働きを育て、守る（維持する）」大切な時間です。夜間の基本睡眠時間、リズム・質、時間帯を整えることが大切で、「ただ眠りさえすればよい」という単純な問題ではありません。

子どもたちの脳や心身の健康を何よりも大切に考えてくださるなら、間違った睡眠習慣は一刻も早く改め、正しい睡眠の知識を身につけていただきたい、というのが長年小児科医として子どもの睡眠と発達の関係を見つづけてきた私からのお願いです。

「子どもの睡眠障害」を誘発する可能性のある生活習慣は、子どもの成長の観点からみて、「やってはいけない」ことなのです。

眠りのメカニズムは科学技術の進展により多くの新知見が得られつつあるものの、なおも解明の途上にあります。本書で述べる内容も、膨大な睡眠の働きのごく一部に過ぎないのかもしれません。ただその一方で、睡眠と脳の発達の関係、エネルギー生産性との関係など、脳科学、医学、生理学研究の充実によって理解が進んできたのも事実ですし、そこから子どもの睡眠の特徴や重要性もみえてきました。

本書は、最近の研究成果を中心に、子どもの睡眠の役割についてわかりやすく述べるつもりです。そして万が一、大切なお子さんに睡眠問題が起こったときの対処法や治療法、睡眠障害に陥らないための予防策についてもお話ししたいと思っています。

本書が、お子さんの睡眠で悩んでおられる保護者の方々、現場で子どもの保育や教育に携わっておられる方々、小児医療にかかわる皆さまの幾分かでも力になり、子どもの眠りの大切さについて知るきっかけとなることを、心から願っています。

第1章　子どもの夜ふかしが危ない

赤ちゃんの短眠大国、ニッポン

現代日本は世界有数の「短眠大国」として知られていますが、日本人の睡眠時間は1年ごとに約1分ずつ短縮しているといわれています。

私の手元にある『日本人の生活時間・２０１０』（ＮＨＫ放送文化研究所編、ＮＨＫ出版、２０１１年）から、日本人の睡眠時間の長期変化のデータを拾ってみます。この調査はＮＨＫ放送文化研究所が１９６０年から5年ごとに実施しているものです。ここでは調査開始年の１９６０年と最新年の２０１０年の数字を比較してみましょう。

まず日本人全体の平日の平均睡眠時間は、８時間13分から7時間14分に、この50年間で59分も短くなりました。平日だけでなく、休日でも、土曜日は36分、日曜日は32分の減少です。どの曜日においても日本人の睡眠時間は減少を続けており、最新年の数字は調査開始以降もっとも低い水準となりました。

こうした状況の中で育つ子どもたちは、まだ親の手を離れてもいない子どもでさえ、世界で1番睡眠時間が短いという深刻な事情を抱えています。

図1　3歳以下の子どもの1日の総睡眠時間の国際比較

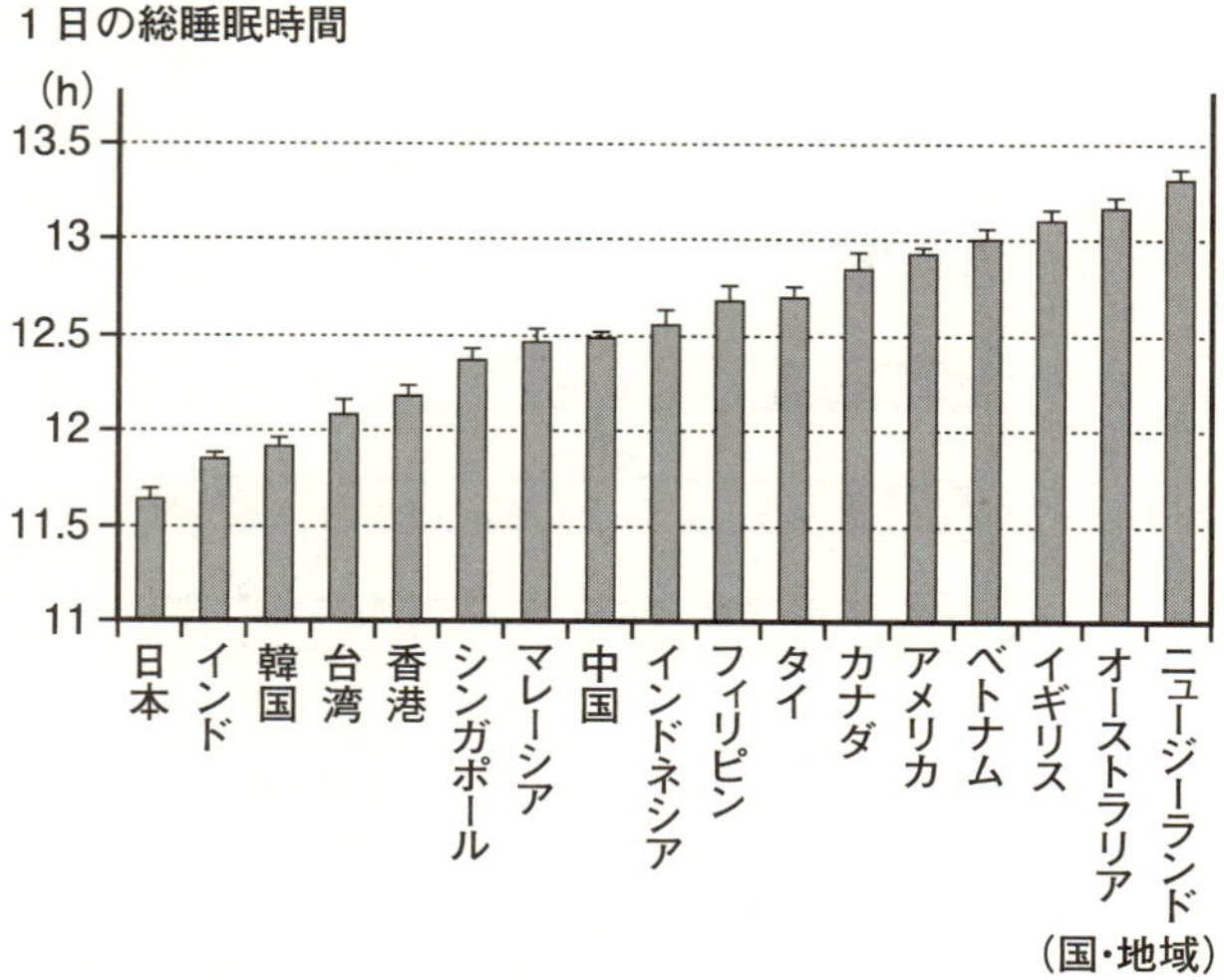

出典：Mindell JA, Sadeh A, Wiegand B, How TH, Goh DY.T, *Cross-cultural differences in infant and toddler sleep, Sleep Medicine,* 2010, pp. 277

図1は、2010年にイスラエルの著名な子どもの睡眠研究者、アビ・サデー氏らが調査した3歳以下の乳幼児の1日の睡眠時間を国・地域別にあらわしたものです。かねてより子どもの睡眠研究者は日本の乳幼児の短眠傾向に危機感を募らせていましたが、サデー氏らによる調査の結果はそれを裏づけるものとなりました。日本の乳幼児の1日の総睡眠時間は、11時間37分と17カ国・地域中でもっとも短く、最長のニュージーランド

図2　赤ちゃんが寝る時間の国際比較

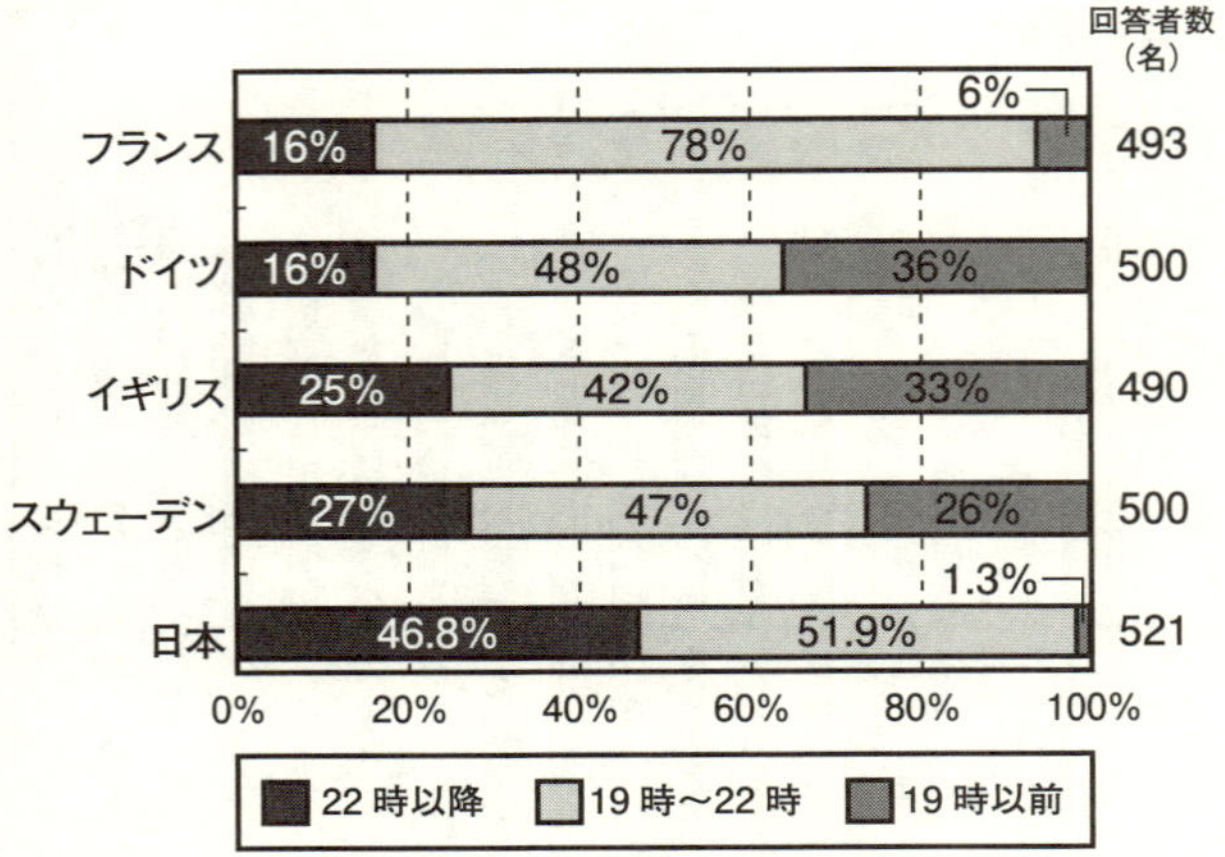

出典：日本はパンパース赤ちゃん研究所調べ（2004年12月実施、対象は0〜48カ月児）、それ以外の地域はP&G Pampers.comによる調査（2004年3〜4月実施、対象は0〜36カ月児）。

と比べて約1時間40分も少なかったのです。

短眠の原因は「夜ふかし」

日本の赤ちゃんが世界で第1位の短眠を誇る原因は、「夜ふかし・遅寝の生活習慣」にあります。図2のように、パンパース赤ちゃん研究所が発表した0〜4歳児の睡眠に関する実態調査によれば、日本の乳幼児が平日の夜10時以降に寝ている割合は50%近くに達していて、ヨーロッパ諸国と比べて突出して高くなっています。

幼い子どもの睡眠習慣は、保護者の就労状況や養育姿勢に依存します。共働き世帯の増加や夜型生活の浸透、親の価値観の変化などによって、夜ふかし・短眠の赤ちゃんは昔と比べて随分増えました。しかし、他の人種と比べて日本の赤ちゃんだけが短眠に耐えられる脳や身体に進化したとは考えにくいので、この状況が今後、子どもたちの健康や発達にどのような影響を与えるのか、非常に心配です。このままだと睡眠に問題を抱える子どもの増加が予想されるからです。

現在、私は約２０００名の保育園児を対象にした毎年1回の睡眠実態調査と睡眠指導を継続して行っているのですが、子どもたちの睡眠実態を分析すると、中には夜中の12時近くになってようやく就寝するという子どももいて、低年齢児の夜ふかしの実態にがっくりと肩を落とすこともしばしばです。最近では、小学校低学年ですでに「朝起きられない」「学校に行くと疲れる」と訴える子どもたちも目立ち始めており、何だか日本の未来を暗示しているようで、小児科医としては心穏やかではありません。

高校生の7割が深夜0時以降に就寝

言うまでもなく、夜ふかし・遅寝の生活習慣は、小学校、中学校、高校と、学校年度が上がるごとに常態化していきます。

2010年にベネッセ教育総合研究所が公表した「第2回子ども生活実態基本調査報告書」（対象は小学校4年生から高校2年生までの児童・生徒1万3797名）によると、小学生では63・7％が夜10時以降に就寝し、中学生では34・0％が午前0時以降に眠り、高校生では何と21・5％が午前1時以降も起きていました。

同級生が好きなアイドルのでているテレビをみているから自分も起きてみているとか、塾の先生から勉強は昼間より夜中や早朝の方がはかどるぞなどと言われてそれを「実践」しているのでしょう。最近とくに活発なクラブ活動、お稽古《けいこ》、塾通いの後、レポートの提出、テスト勉強、受験勉強で遅くまで頑張っているお子さんも多いと思います。日本の小学校から高校までの児童・生徒は、寝る間を惜しんで学内外のノルマをこなし、その後さらに自由な時間を享受しているようです。

一方で、子どもの起床時刻は、中学生で「7時ごろ＋7時30分ごろ」が、高校生で「6時ごろ＋6時30分ごろ」がもっとも多く、この起床時刻は早まる傾向にあります。

起床時刻は昔と比べて早くなっているのに、就寝時刻だけが遅くなっている——。ということは、今や多くの子どもが睡眠不足を慢性化させたまま学校社会に適応する無茶な生活を送りつづけていることになります。

「子どもの自由」と言ってしまえばそれまでです。でも、それが知らず知らずのうちに大切なわが子の健康や知性、情緒を蝕《むしば》んでいるとしたら？　果たしてそう言いきれるでしょうか。

夜ふかしは健康リスクを高める

近年、テレビやインターネット、新聞など、各種メディアで子どもの睡眠不足の実態が報道され、健康被害を危ぶむ声が聞かれるようになりました。

有名な話では、夜ふかしと成長ホルモンの関係です。身体の成長をうながす成長ホルモンは、夜10時ごろから午前2時ごろにかけてもっともよく分泌されます。その時間帯にぐっすり眠ることで、成長ホルモンがたくさん分泌されて、全身の細胞がリフレッシュし、骨、筋肉、血管などの細胞が増えて太く長くなります。

実はこの時間以外でも成長ホルモンは分泌されるようですが、夜ふかしは他のホルモン分泌のリズムにも影響を与えるので、成長のバランスが崩れやすくなります。

もう1つ、有害な例として関心を集めているのが睡眠不足と肥満の関係です。富山大学大学院医学薬学研究部の関根道和《みちかず》准教授は、平成元年度に生まれた富山県在住の児童・生徒約1万人を10年間にわたって追跡調査し、睡眠不足の子どもはきちんと寝ている子どもと比べて食生活の乱れなど他の生活習慣も悪く、自律神経やホルモン分泌に悪影響を与えた結果、肥満発生のリスクを高めていると発表しました。「寝ぬ子は太る」というわけです。

睡眠不足と学力低下の関係

こうした子どもの睡眠と健康の相関を伝えるトピックスの中で頻繁にとりあげられ、もっとも親の関心を集めているのが、学力や学習意欲に関する話題です。

文部科学省が、小学6年生、中学3年生を対象に行った「全国学力・学習状況調査（平成24年度）」によると、「毎日、同じくらいの時刻に寝ていますか？」という質問に対して、「している」と答えた子どもや「どちらかといえば、している」と答えた子どもは、「あまりしていない」や「全くしていない」と答えた子どもより明らかに学力が高い傾向にあることがわかりました。この結果を裏返して受けとると、就寝時刻が一定せず、規則正しい睡眠習慣が定着していない子どもは学力が伸びにくいということになります。

睡眠習慣の違いで学力に差が生まれる背景には、次の2つの理由が考えられます。

1つ目は、朝食摂取の有無です。文部科学省の先の調査でも、朝食を毎日とることができない子どもたちは、毎日朝食をとることができている子どもたちと比べて学力が低いことが明らかとなっています。この食と学力の関係について、東海大学体育学部の小澤治夫《おざわはるお》教授は次のような興味深い研究を行っています。

1980年代の終わりごろから授業中の居眠りや学習意欲の低下など、子どもたちの変化を感じとっていた小澤教授は、高校生の血液を検査し、その原因が鉄分不足、つまり「貧血」にあることを突き止めたのです。さらに、追加的な調査では、男子31・7％、女子47・7％が貧血傾向にあり、健康状態の改善が急務であることが判明しました。

貧血の主症状は、疲れやすさ、立ちくらみ、動悸《どうき》、頭痛、息切れ、顔面蒼白《そうはく》などです。

小澤教授は、子どもたちの健康状態を調べるために、1万4447名の小・中・高校生を対象にかなり大規模なアンケート調査を行っています（2008年度）。その結果、貧血の原因がどうやら朝の食事にあることがわかりました。貧血を起こしている子どもは朝食を食べていない子どもに多く、栄養素も必要量の8割程度しかとれていなかったのです。

朝食を摂取しない理由の大半は、夜ふかしをして朝起きられない→朝寝坊をして朝食を食べる時間がない／起き抜けで食欲がない→体調が悪くなる、という睡眠習慣の悪さに起因する一連の悪循環にあります。つまり、睡眠―覚醒の生活リズムが不規則だと、朝食が十分にとれないために、学生活動に必要なエネルギーを生みだすことができないと考えられるのです。

睡眠習慣の違いで学力に差が生まれる2つ目の理由は、自律神経機能と脳機能がともに低下するためです。詳しくは第3章で書くつもりですが、夜ふかし・遅寝をしていると体内時計が夜遅いほうへとシフトして寝つきの悪さが起こり、睡眠欠乏状態になります。睡眠欠乏が起こると、睡眠によって保たれている脳のシナプスや神経細胞の働き（情報処理能力）が低下します。情報処理能力の低下は、自律神経機能の中枢でもある脳の視床周辺でも起こりますから、覚醒しても不快さが持続したり、日中でも眠気が残ったり、イライラしてしまったりするために、学習への意欲が損なわれ、学力が低下するのです。

これらの研究の結果から、子どもの日々の睡眠習慣は身体の成長や肥満などの「体質」だけでなく、学習意欲や学力といった「知能」と強く相関することが明示されたのです。

寝ない子は脳の海馬が小さい

さらに、睡眠時間の違いが記憶にかかわる重要な脳の部位の形態に影響を与えることが、最新の脳科学研究によってわかり始めています。

東北メディカル・メガバンク機構の瀧靖之《たきやすゆき》教授らが、5歳から18歳までの290名の健康な子どもの脳と平日の睡眠時間の関係を特殊な機械を使って計測したところ、睡眠時間が長い子どもは、そうでない子どもよりも、脳の海馬が大きいという結果が出たのです。

逆にいえば、睡眠時間が短い子どもは、長く寝る子どもよりも海馬が小さいということになります。具体的には海馬にある灰白質（脳の中でも重要な神経細胞体がたくさん存在するところ）の体積に違いがあったのですが、そのメカニズムとして、睡眠時間の減少が海馬の神経細胞の新生や分化を抑制することが示唆されています。

この研究の重要な点は、海馬の働きにあります。海馬は、脳の中でも、唯一成人後も細胞分裂を繰り返す部分です。勉強など新しいことを記憶する領域として有名です。また、アルツハイマー病やうつ病に関係する重要な部位であるともいわれています。そのため海馬の体積が大きいことは、その後の人生におけるいくつかの病気を回避するのに重要であると指摘されているのです。

現在、私も同種の研究を追試中ですが、睡眠時間の違いが脳の重要な部位のサイズを変えてしまうほど恐いことに、強い危機感を覚えています。

それにしてもなぜ日本の子どもの生活スタイルは昼型から夜型へとシフトしていったのでしょうか。結論から先に書くと、それは現代の大人たちの夜ふかし生活が子どもたちを巻き込んでいったからといえます。

子どもを巻き込む「夜ふかし文化」

世界からエコノミック・アニマルと揶揄《やゆ》された戦後の高度経済成長期以降、日本では夜遅くまで働く労働環境が定着し、人々のライフスタイルは「朝から夕方まで」から、「昼から夜へ」にシフトしました。

とくに、バブル崩壊以降、季節や昼夜に関係なく消費活動を促進するために大人の労働環境はますます厳しさを増しており、健康的な睡眠を確保しにくい状況にあります。当然、そうした大人のもとで育つ子どもも、睡眠時間が奪われる恰好《かっこう》となっています。幼い子どもの遅寝の理由は様々ですが、父親が夜遅くに仕事から帰ってきて、物音がするので子どもが起きてしまい、父親の夕食につきあってそのまま夜中まで大興奮ということもあるでしょう。共働き世帯、一人親世帯では子どもの就寝時刻は遅くなりがちです。

労働環境の変化に加えて、ライフスタイルの個人化に伴う旺盛《おうせい》な消費行動や、現代社会のストレスも夜型生活を助長していきました。24時間営業のコンビニやゲームセンター、ネットカフェ、飲食店では、強くてまぶしい直接照明が夜の街を明るく照らしています。

深夜、コンビニや量販店で、こんなにも街に幼児がいるのかと思うほど親子をよくみかけますし、週末の夜の街には中学生や高校生があふれ、眠らない夜を過ごす者も増えていると報道されています。

外はまぶしいけれど、家の中は暗くて静かというならまだいいでしょう。しかし、今は家庭でもテレビ、DVD、インターネット、スマートフォンなどのマルチメディアが浸透し、24時間休むことなく利用可能な「人工的白夜」を作りだしています。

こうしたことの結果、乳幼児が夜遅くまでテレビやDVDをみたり、若者が夜ふけまで友だちとメールを交換したり、マンガを読んだり、ネットゲームに夢中になったりして、「自分の世界」を楽しんでいます。

2013年8月、厚生労働省研究班が発表した全国の中高生のネット使用実態に関する調査で、「病的な使用」、いわゆる「ネット依存」が強く疑われる生徒が8・1％（この結果から全国で51万8000人と推計）にのぼることが判明し、専門家からはこれに伴う健康への悪影響が指摘されました。当センターでも2013年の1年間、ネット依存がもとで睡眠障害に陥り、来院する子どもが急増しています。

印象的だったのは、「スマホから逃れるために学校にかくまってほしい」と訴える子どもがいると、ある高校の校長先生が話してくれたことです。授業中や部活中なら通信不可、との大義名分が立つからです。私自身、ネット利用に伴う睡眠障害の増加は降ってわいた新現象というよりも、テレビの登場に始まる夜型生活の一現象ととらえています。今後もこうした現象は次々とあらわれてくるでしょうし、その度に新たな睡眠障害の子たちが生まれてくるだろうと考えています。

家での娯楽がほぼラジオに限定されていた私の若かりしころと違って、今はもっと脳を刺激し、興奮させてくれるようなものであふれています。私たち祖父母世代が青春時代にその面白さを覚えてしまった夜型生活は、皮肉にも着実に次世代へと受け継がれ、とくにここ10年ほどのマルチメディアの急速な進展によって、もはや止められないところまで進行しているのではないでしょうか。

大人たちの労働環境の変化、それに伴う消費・娯楽文化の浸透が子どもを巻き込んでいったのです。

教育熱が夜ふかしを助長する！

さらに、私が診察室で聞く子どもとその保護者の話から、少子化、社会不安の中で、保護者の教育熱が年を追うごとに高まり、塾などで遅くまで外出すること、帰宅後もすぐには眠れ（ら）ないことが、子どもの夜ふかしを支える今日的な要因であろうと感じます。

夜、駅の近くにある学習塾の前で帰り支度をする子どもや、電車やバスの中でうたたねをする塾帰りの子ども、休日の早朝に眠そうな目をして駅の改札口で待ちあわせているスポーツ少年団の子ども。ごく普通の風景としてこうした子どもたちをみかけるようになったことも、私の印象を裏づけているように思います。近所に住む中学生が毎晩1時過ぎまで勉強をしていると聞けば、「そんなに遅くまで起きていて、身体は大丈夫？」と心配するより先に、「偉いわ。〇〇ちゃんは勉強だけでなく、スポーツも頑張っているんだって」となりはしないでしょうか。

結局のところ、子どもが勝手に夜型生活を始めたというより、現代に生きる大人のライフスタイルや価値観の変化に引っ張られる形で子どもの夜ふかしは進行し、いつしか定着したというべきでしょう。

しかし、本書でこれから述べるような、夜ふかし・遅寝の睡眠欠乏に伴う睡眠障害は、私たち人間が、人類史上わずか数十年というごく短い期間に手に入れた便利で快適な生活の、決して好ましくない副産物と考えることはできないでしょうか。睡眠欠乏によって脳機能に障害をきたし、学校社会生活からの離脱を余儀なくされた子どもたちを診《み》るにつけ、あまりにも急激な変化に生育途上にある子どもの脳は耐えきれず悲鳴を上げていると感じずにはいられないのです。

睡眠障害が、いつ、誰に起こるのかは、「なってみないこと」にはわかりません。唯一明らかなのは、子どもの睡眠をなおざりにすることは、学習意欲や学力の低下のみならず、将来にわたって子どもたちに様々な「負の遺産」を負わせることになりかねないということです。少なくとも、世界に抜きんでて夜ふかし大好きの日本の子どもは、諸外国と比べて、また昔と比べてもその可能性を高めているといえるのです。

子どもの睡眠障害とは何か？

ここで、子どもの睡眠障害と呼ばれる疾患の基本条件と症状を説明しておきます。

子どもの睡眠中に起こる古典的な睡眠障害に、「睡眠時随伴症（パラソムニア）」があります。パラソムニアには、恐《こわ》い夢をみて目を覚ます悪夢や、突然大きな叫び声を上げて起きあがり強い不安と自律神経症状が出現する夜驚症、夢遊病として知られ睡眠中に起きだして部屋を徘徊《はいかい》する睡眠時遊行症があります。いずれも原因不明で、日常生活上の不安・緊張感や、脳の睡眠機構の未成熟さなどが想定されていますが、通常は成長に伴い自然消失していきます。したがって、長期の睡眠欠乏状態を作らず、発達にも実害がないことから、基本的に治療の必要はないとされています（ただし、翌日に眠気や不機嫌が残るような場合はしっかりと治療しておいたほうが望ましいでしょう）。

一方、本書がテーマとしてとりあげる睡眠障害は、「概日リズム睡眠障害」を中心としています。概日リズム睡眠障害は、ヒトの体内時計の周期を外界の24時間周期に適切に同調させることができないために起きる睡眠の障害で、生活リズム改善や治療が必要となります。

概日リズムは、別名「サーカディアンリズム」と呼ばれ、地球が自転で1回転する24時間を基盤にして、朝になると目を覚まし、夜になると眠くなる体内時計が刻むリズムです。ご存じのように、日の出とともに起きて活動し、日の入りとともに横になって眠るのがヒト本来の営みですが、それを支えるのが私たちの脳の中にある体内時計であり、概日リズムです。私たちの体内にある時計機構が支障をきたして概日リズムが狂ってしまうと、24時間を1サイクルとする明暗の地球（社会）時間と、個人の時計との歯車が噛《か》みあわなくなって、様々な健康上、発達上の問題が生じるのです。

現在、概日リズム睡眠障害の分類に、米国睡眠障害連合が中心となってまとめた「睡眠障害国際分類」、世界保健機構による「疾病及び関連保健問題の国際統計分類」、米国精神医学会の「ＤＳＭ」などがありますが、本書では、これまでに報告された国内外の論文と私自身の臨床経験・調査をもとに作成した子どもの睡眠障害の条件を紹介します。

なお、乳幼児期については確定した見解はまだないようですが、乳幼児期の睡眠問題の背景も生活リズムの乱れなどが中心になっており、体内時計との関連が深いと私自身は考えています。

1歳半から就学前までの子どもの睡眠障害の条件

①夜7時から朝7時までにとるべきはずの、その子どもに必要な夜間の基本睡眠時間（9～11時間）が不足している。つまり、1日の「総睡眠時間」が足りていない（子どもに必要な1日の総睡眠時間は、夜間基本睡眠＋昼寝の総計ですが、総睡眠時間が足りているからよいというものではなく、夜間の睡眠時間はあくまでも「睡眠の基本」としてまとまってとれていることが重要です）。

②夜間の睡眠中に頻回に（3回以上、あるいは一度に30分以上）目が覚めてしまうという「リズム」の悪さによって、睡眠の「質」が確保できない。

③日によって入眠時間と起床時間が90分以上、著しくばらついている。

④寝つきが悪く、眠りにつくのが夜11時を越えてしまう。

睡眠障害とはいえませんが、アトピー性皮膚炎や喘息《ぜんそく》などのアレルギー性疾患があるお子さんの場合も十分な睡眠が得られない可能性がありますので注意が必要です。

①から④は、良眠の3条件である「夜間基本睡眠時間」「リズム・質」「時間帯」の悪さを示しており、①と②については1つでも該当すると睡眠障害が疑われます。その場合、おおよそ次のような問題が生じます。

- 朝起きるのが苦手になる。
- 保育・幼稚園への行き渋りがあらわれる。
- 日中の機嫌が悪く、泣いてばかりいる。
- 午前中の眠気により、午前睡が必要。
- 昼寝の睡眠時間が長く、夜間基本睡眠時間の不足をおぎなう眠りになっている。
- 友人間のトラブルが多い。
- ボーッとして無気力である。
- 自己主張が強く、通らないとパニックになる。
- 理由のない攻撃性を示す。

• 視線が合わない。
• 集団で行動することが苦手になる。

就学後の子どもの睡眠障害の条件

基本的に就学前の子どもと変わりませんが、就学後のお子さんの場合、夜間の基本睡眠時間はそれまでより少し短くなっていきます。基本的には昼寝もなくなります。

①夜7時から朝7時までにとるべきはずの、その子どもに必要な夜間の基本睡眠時間（小学校低学年で9～10時間、小学校高学年で8～9時間、中学生以上で7時間半以上）が不足している。総睡眠時間が足りているからよいというものではなく、「睡眠の基本」である夜間のまとまった眠りが必要です。
②夜間の睡眠中に頻回に（3回以上、あるいは一度に30分以上）目が覚めてしまうという「リズム」の悪さによって、睡眠の「質」が確保できない。
③日によって入眠時間と起床時間が90分以上、著しくばらついている。

④寝つきが悪く、眠りにつくのが午前0時を越えてしまう。

乳幼児期と同様に、アトピー性皮膚炎や喘息などのアレルギー性疾患があると、睡眠障害とはいえないものの十分な睡眠が得られない可能性があります。

右の①から④は、良眠の3条件である「夜間基本睡眠時間」「リズム・質」「時間帯」の悪さを示しており、①と②については1つでも該当すると睡眠障害が疑われます。その場合、以下のような問題が生じやすくなります。

- 朝起きるのが苦手になる。
- 学校への行き渋りがあらわれる。
- 日中の機嫌が悪く、午後からもち直す。
- 休日の睡眠時間が平日より長く、起床時間が90分以上遅くなる。
- 授業中の居眠りがあり、帰宅後に眠ってしまう。
- 被害意識が出て友人間のトラブルが多くなる。

・ボーッとして無気力である。
・成績が低下する。
・クラブ活動などでケガをしやすくなる。

なお、睡眠障害の判定は大変難しく、子どもの睡眠および発達に熟知した医師による判断が必須となります。

子どもの脳は疲れている

子どもの夜ふかしと子どもの人生、どちらが大切ですかと問われれば、誰もが「人生」と答えるでしょう。でも実際には、毎年大勢の子どもたちが睡眠障害を発症し、学校社会生活上の困難をきたしています。こうした子どもの異変を重く受け止めるならば、私たち大人は無自覚に受け入れてしまった夜型生活を今一度厳しく見直し、どのようにすれば改善できるのか、早急に対策を講ずべきではないでしょうか。

子どもの夜ふかしや睡眠不足は、日本だけでなく世界中で拡《ひろ》がっています。光と情報があふれる生活環境では、世界中の誰もが睡眠障害に陥る可能性を秘めています。でも、日本の子どもの睡眠時間が群を抜いて短く、発達に影響をおよぼし始めているのはなぜでしょう？　日本人の遺伝子だけがこの数十年間で変異して、睡眠時間が減っても健康に生きていける頑丈な身体を手に入れたということはあり得ませんから、その原因はやはり今日の生活のありよう、強くいえば私たち日本人の「生き方」にあるのでしょう。

現代の子どもが、一方では夜型生活をつづけながら、もう一方では朝型生活である学校・社会に適応していくためには、睡眠時間を犠牲にして朝起きざるを得ません。しかしその結果、子どもたちの脳や心身が休養を与えてもらえず、疲弊して働きが低下しているとしたら？　本格的な人口減少の時代を迎え、人よりも多く頑張って他人と差をつける努力が幼いころから必要な社会になりました。しかし、「睡眠」という生活基盤は根底からゆらぎ始めていて、子どもの生きる力や学ぶ力はあふれてくることがない状況にあります。基盤がゆらいだままでは、どのように熱のこもった教育をしたとしても根を下ろさないでしょう。そんな子どもたちが大人になったらと、この国の未来が心配になるのは私だけではないはずです。

本書では、私が治療の現場はもとより、講演活動、保育・幼稚園、学校の睡眠実態調査で活用している「睡眠時間記録表」を掲載しています。子どもの睡眠—覚醒《かくせい》リズムをただ記録するだけの簡単なものですが、これ1つで子どもの睡眠の良否がわかり、生活のどこをどのように改善すればよいかがみえてきます。ご家族で生活リズム改善に取り組む際に役立てていただければと思います。

第2章では、新生児から乳幼児の子どもにみられる睡眠障害の最新知見を紹介します。キーワードは、体内時計の異常、そして脳機能の障害です。

第2章　新生児から乳幼児までの睡眠障害と発達障害

発達障害に対する医学生理学界の最新の考え

本章のタイトルをご覧になって、幼い子どもの睡眠と発達障害がどう関係するのか、疑問に思われた方もいるかもしれません。第2章では、最近の研究を紹介しながら、新生児から乳幼児までの睡眠の働きと子どもの脳の発達との深い関係についてお話ししたいと思います。そこで、章を始めるにあたり、まずは現在、医学生理学界で注目されている発達障害の脳機能障害の背景から述べることにしましょう。

発達障害は、主な症状として、言葉の発達を中心としたコミュニケーションの難しさ、周囲の人たちとの感情の共有や意思疎通の難しさ、見通しの立てがたさに伴う強い不安、興味や関心が狭く特定の物や場所・行為に強いこだわり、あるいは多動性、不注意、衝動性がみられるのが特徴です。そしてこの障害は、先天的もしくは幼少期に生じるごく軽度の脳機能障害とされています。

ところで、医学界のごく一般的な理解として、ヒトの病態を考えるときに「先天要因」と「環境要因」という2つの要因があるといわれています。同様に、発達障害でも、この

2つの要因についてかなり活発な研究なり議論がなされています。

まず、先天要因として指摘されているのが、「遺伝的背景」「出産前後の周産期トラブル」「環境化学物質汚染など環境ホルモンが母胎に与える影響」などです。例えば、発達障害の発症には何らかの遺伝子の関与が認められるというものです。ただし、今のところ、発達障害の「脳機能障害の背景に共通する」ような、明確な根拠となる特定の遺伝子の異常は少数の例外を除いては見つかっていないのが現状です。

次に、環境要因はどうでしょうか。もっとも根強いのは、子育て原因説です。発達障害の原因は家庭での子育てのしかたにあるとするこの説は、繰り返し否定された今でもしばしば話題にのぼります。ここ20年ほどで発達障害と診断される子どもの数が急速に増加していることも、根強い子育て原因説に少なからず影響を与えているのだと思います。しかし、愛情不足論としての子育て原因説には根拠がなく、科学性をもたないことは明らかです。

このように発達障害の原因論にはいくつかの発見や提唱があるものの、先天要因と環境要因を結びつけるような理解には至っていないのが現状です。こうした状況を踏まえ、私は発達障害の背景にある軽度の脳機能障害について、まず次のような分析をしています。

①これまでの発達研究により、先天要因としての遺伝的素質の存在は否定できない。

②しかし、医学的にみて遺伝疾患が急劇に増加することは考えにくく、近年の発達障害と診断される子どもの増加は説明できない。そこには子育て原因説とは異なる、現代社会における生活習慣などの環境要因が関与している可能性がある。

この話をわかりやすく説明するために、1つ例を挙げましょう。

原発性の尿素サイクル障害の一種に、オルニチントランスカルバミラーゼ（OTC）欠損症という病気があります。OTC欠損症の中には、もともと遺伝子に異常があるにもかかわらず、たんぱく質を多く摂取しない食生活を送っているとほとんど症状がでないタイプがあります。ところが、肉などのたんぱく質を多くとると、高アンモニア血症が生じ、昏睡《こんすい》や死に至るなど重大な症状を引き起こすことがあります。そのためこのタイプのOTC欠損症は、日本では庶民が肉を口にする機会があまりなかった明治ごろまではほとんど発症しなかったといわれています。

この例のように、仮に先天的なものとして遺伝子に何らかの要因があっても、環境によっては問題が生じない病気の存在は医学的にはよく知られています。

発達障害もこれと似たようなものとは考えられないでしょうか。つまり、発達障害の子どもは、先天要因として（ＯＴＣ欠損症における遺伝子異常）何らかの問題をもっていて、その問題を引きだしてしまうような現代社会に共通した環境要因（ＯＴＣ欠損症におけるたんぱく質の過多摂取）が存在するという考えです。

実は私の研究も含め、今、医学生理学界で発達障害の脳機能障害の背景として相次いで報告されているのが、先天要因としての「体内時計の問題」と、環境要因としての「睡眠リズムの形成不全」です。

今日、子どもの睡眠と発達の関係への理解は十分に確立されていないのが現状で、未《いま》だ解明されていないことが多いのも事実です。その一方で、脳科学、医学生理学、発達神経学などの進展、および異分野研究の交流により、いくつかの知見が明らかになりつつあります。そこで本章では、科学的な検証を踏まえながら、子どもの発達障害と深い関係のある体内時計の問題と睡眠リズムの形成不全について書きたいと思います。

まず、赤ちゃん・子どもの脳の発達に関係する基礎的な知識からおさえておくことにしましょう。

睡眠は脳を創り、育て、守る

ヒトにはなぜ、人生の多くの時間を割いてまで眠る必要があるのでしょうか。

結論からいうと、それは、「脳を創り、その働きを育て、守る（維持する）ため」です。これは胎児から成人に至るまで共通する睡眠の重要な働きです。ヒトは身体が疲れるから眠るのではなく、脳の働き（情報処理能力）を保つために眠ることはよく知られた科学的事実です。睡眠はヒトの脳の情報処理能力を保つために脳自身により作られたもので、脳を守る働きをもつと考えられています。言い換えれば、健康な睡眠は健康な脳によって作られるということです。疲れ果てた脳では良質の睡眠を作ることはできません。睡眠が私たちヒトの脳の働きにとって重要な意味をもつならば、それをないがしろにするのはとて

図3　神経細胞同士をつなぐシナプスと神経伝達物質

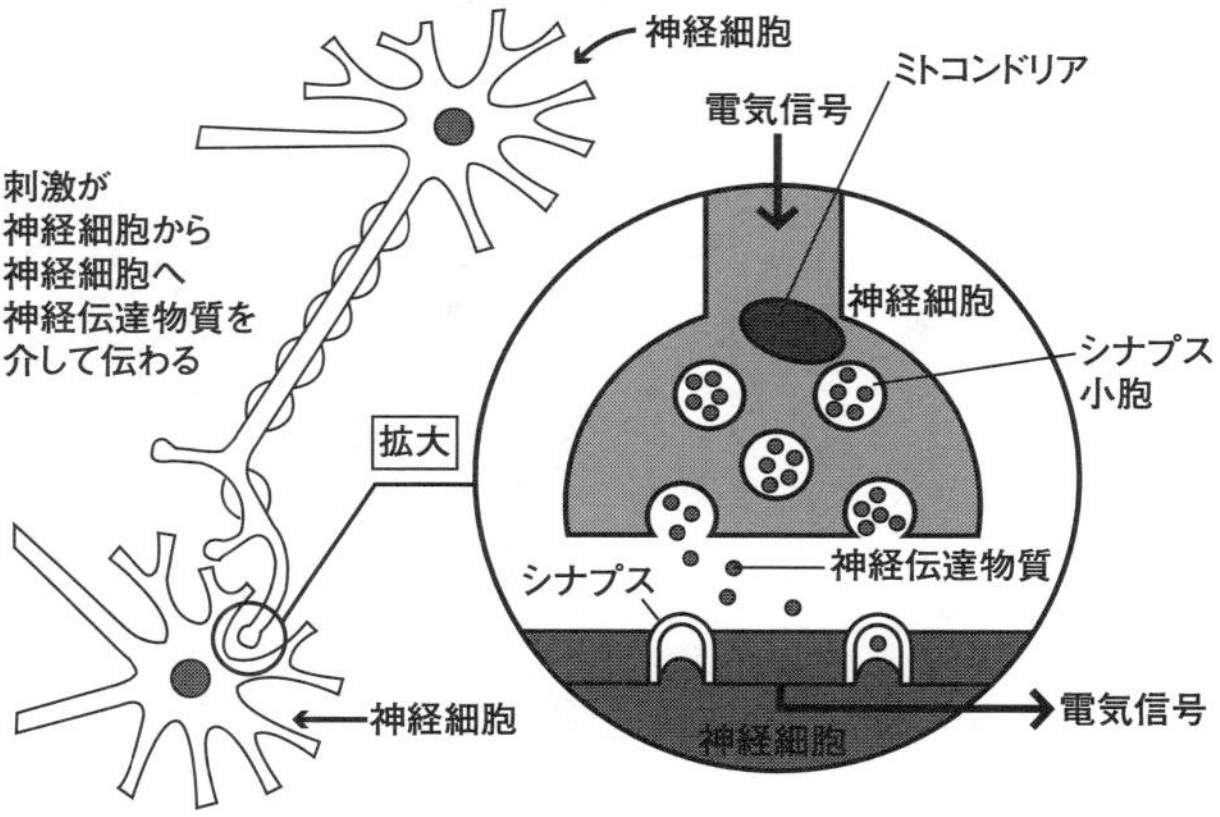

出典：『赤ちゃんと脳科学』小西行郎、集英社新書、2003年より改変

も危険なことなのです。

脳内情報を運ぶシナプスと神経伝達物質

赤ちゃん・子どもの睡眠と脳機能の発達を理解する上で、もっとも重要なポイントとなるのが、脳の「シナプス」と「神経伝達物質」です。図3をみてください。

ヒトのような動物には、「神経」と呼ばれる情報伝達を担う組織があります。神経は全身にはりめぐらされた組織で、まるで情報ネットワーク（専門的には「神経回路網」と呼ばれます）のように日々様々な情報の伝達や処理を行っています。この神経を構成しているのが「神経細胞」です。とくに多くの神経細胞が集まり、大きなまとまりになっているのが、中枢神経系と呼ばれる脳や脊髄《せきずい》です。

「シナプス」は、神経細胞同士をつなぐ結合部分のことです。神経細胞の内部では、「情報」は電気信号で伝えられますが、神経細胞と神経細胞をつなぐシナプスには隙間《すきま》が空いていて、電気信号を使って情報のやりとりをすることができません。そこで、電気信号の代わりに情報を運ぶ役割を果たしているのが、「神経伝達物質」という化学物質です。神経伝達物質がシナプスを介して神経細胞と神経細胞の間を活発に行き来し、脳の活動に必要な情報を受け渡す仕事を引き受けているのです。そうすることで、ヒトは目でみたり、耳で聞いたり、皮膚で感じたりした情報をもとに考え、記憶し、手、足、口などの運動器官を使って動きを表出することができます。神経伝達物質は、いわば情報ネットワークの「運ぱん役」というわけです。

生命維持の鍵を握る視床

ところで脳は、1つの大きなかたまりではなく、前頭前野、視覚野、聴覚野、海馬、小脳、脳幹、視床下部などというように、異なる機能をもつ複数の領域で構成されています。こうした領域の名前は一度くらい耳にしたことがあるかもしれません。脳の各領域は、それぞれ異なる働きをしながら他の領域と連携し、私たちの生命活動を守ってくれています。

このうち、脳の情報ネットワークの司令塔として重要な役割を果たしているのが、脳の奥深くにある「視床」です。「視床」には、匂《にお》いを感知する嗅覚以外のすべての感覚の中継点の役割を果たすという重要な仕事があります。さらに、呼吸、消化、発汗、体温調節、生殖など、生命維持に欠かせない自律神経系中枢の他、後述する脳時計（体内時計のおおもと）があるところとしても知られています。この視床の周辺を中継点として、「情報」は脳全体に送られ、また集まってきます。「シナプス」「神経伝達物質」、そして「視床」。これらの言葉は、この後も登場しますのでぜひ覚えておいてください。

レム睡眠とノンレム睡眠

脳の情報ネットワーク作りは、赤ちゃんがお腹の中にいるころから始まり、生後から幼児期にかけて活発に行われます。ではいったい、情報ネットワークはどんなときに作られるのでしょうか？　「何かに興味をもって積極的に学んでいるとき」と思われがちですが、そうではありません。とても興味深いことに、赤ちゃん・子どもの脳は、「すやすやと眠っている間」に発達しているのです。具体的に説明しましょう。

睡眠は、その眠りの深さによって、大きく2つの種類に分かれます。「レム睡眠」と「ノンレム睡眠」です。

レム睡眠は、目の玉がクリクリと動きだす急速眼球運動がみられる睡眠です。この運動がレムと呼ばれるので、レム睡眠というわけです。レム睡眠は眠りから目（脳）を覚ます準備をしているときの浅い眠りです。夜中にトイレに行きたくなって目が覚めるのはレム睡眠中だからです。また、夢をみるのもレム睡眠中であることが多いといわれています。

一方のノンレム睡眠は、目の玉の動きのない、ぐっすりと熟睡しているときの深い眠りです。朝、どんなに大声をだしても子どもが起きないのは、ちょうどノンレム睡眠のただ中にあるからでしょう。ちなみに、レム睡眠とノンレム睡眠は、6歳ごろまでは40〜60分間隔で起こり、大人になると90分間隔で起こるといわれています。

図4をご覧ください。これは睡眠研究で有名な東京医科歯科大学の井上昌次郎《しょうじろう》名誉教

図4　受精時から死に至るまで
1日に占めるレム睡眠とノンレム睡眠の割合

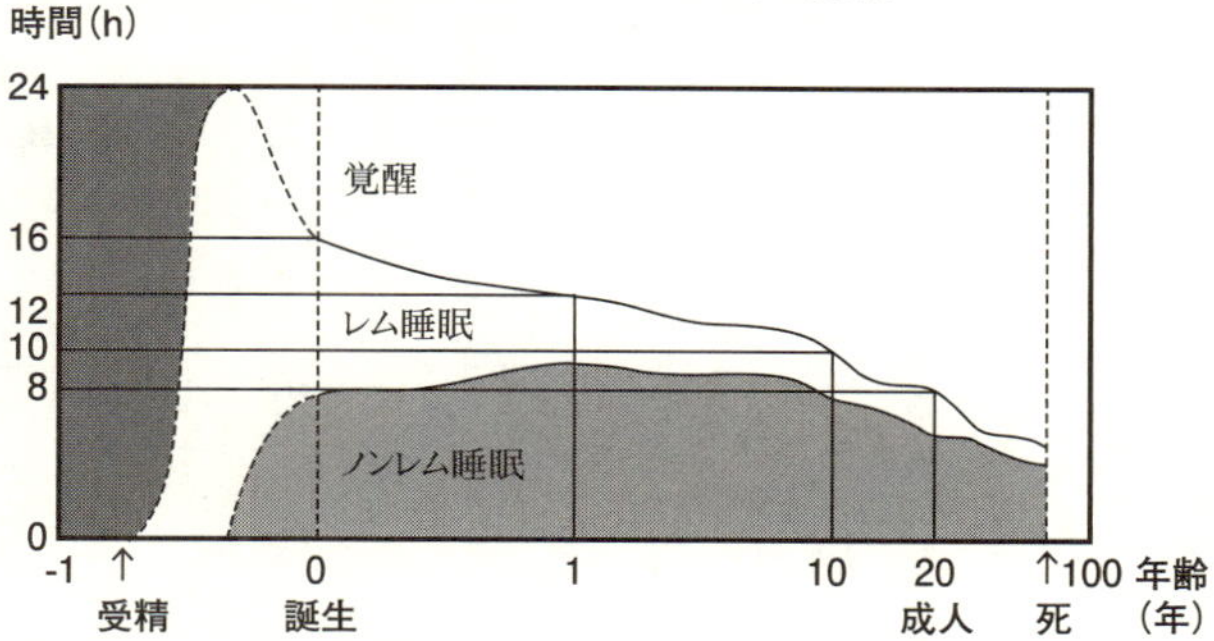

出典：『眠りを科学する』井上昌次郎、朝倉書店、2006年より改変

授の著書『眠りを科学する』（朝倉書店、2006年）からお借りした、年齢ごとにみたヒトの睡眠の種類の変化です。受精から死に至るまで、1日24時間に占める「覚醒」「レム睡眠」「ノンレム睡眠」の割合をあらわしています。

注目していただきたいのは、レム睡眠の割合の変化です。胎児期中期は、1日のすべてがレム睡眠で占められていますが、胎児期後期になると1日8時間くらいに減ってきます。代わりに、覚醒している時間やノンレム睡眠の時間が増えてくるのがわかります。さらに生後は、年齢を追うごとに劇的にレム睡眠の割合が減って、目覚めている時間が長くなってきていますね。

この図を見るとわかるように、赤ちゃん・子どもの生活リズムはとにかく眠っている時間が長いのが特徴です。そしてこの睡眠の種類および量の変化こそが、脳の発達を左右する「鍵」となるのです。

なぜ赤ちゃんはよく眠るのか?

視覚や聴覚、触覚、嗅覚をフル稼働して毎日違うことに興味をもち、様々な能力を獲得していく。こうした赤ちゃんの目覚ましい成長を支える脳の情報ネットワークは、実はレム睡眠中に作られるといわれています。

「乳幼児期のレム睡眠には重要な意味がある」という考えは、古くから欧米の研究者が主張してきたものです。レム睡眠は、発達途上の脳の中で、神経回路網を作り、試運転し、整備点検するのに利用され、脳のさらなる発育に貢献するという考えです。とくに、視覚系の発達に必要な刺激を脳に与えているといわれています。レム睡眠は、赤ちゃん・子どもの脳機能の形成に欠かせないとても大切な時間なのです。

さらに脳の神経回路網は、睡眠によってその働きが保護され、維持されます。アメリカのジョセフ・A・ギャリー博士らは、2004年に発表した論文の中で、脳機能維持に関する睡眠の役割を述べています。それは次のようなものです。

①昼の活動中に使用した神経伝達物質（シナプスが運ぶ情報）を、シナプス小胞（神経伝達物質を貯える場所。49ページの図3参照）に戻して翌日も元気に働けるようにする。

②ミトコンドリアが神経細胞の先端から内側に移動して、複製される。ミトコンドリア（49ページの図3参照）とは、細胞の様々な活動に必要なエネルギーを供給する小器官。昼の活動中にエネルギーを生産することで疲れたミトコンドリアが自宅に戻って休養をとり、分身を作って数を保ち、翌日もまた元気に再活動できるようにエネルギー補給をする。

③神経伝達物質の過不足などアンバランスが起こらないように調整する。

何だか難しい専門用語が出てきました。要は、情報の運ぱん役であるシナプスや神経伝達物質たちが元気に働くためには、ただ頑張らせるのではなく、点検・修理などのメンテナンスや、翌日の活動に備えたエネルギーチャージを行う「休息の時間」が必要だということです。つまり、これが「睡眠」の役割です。赤ちゃん・子どもにレム睡眠の割合が多く、大人以上に長い眠りを必要とするのは、単に「眠いから」ではなく「神経回路網を構築して未成熟な脳機能を完成させ、情報処理能力を高めたり、維持したりする器官や物質のメンテナンスとエネルギーチャージを行うため」だったのです。この睡眠の役割こそが、発達障害の軽度脳機能障害と密接に関係していると私は考えています。

自閉症の子どもの睡眠の特徴

これまで私は、幼児期以降に自閉症と診断された子どもの、生まれてすぐから1歳半ごろまでの睡眠―覚醒リズムの様子について保護者から話を聞く機会があり、1歳半ごろまでに睡眠―覚醒リズムがうまく形成できなかった子どもの発達への影響を実感しています。

2歳11カ月のときに、睡眠―覚醒リズムの乱れと睡眠時間の短さ、発達の遅れが心配されたことから私のところへやってきたH君は、新生児（誕生から生後1カ月まで）のころからあまり寝ない子どもでした。生後1カ月と言えば、およそ2、3時間ごとに排せつと授乳で目を覚ます以外はほとんど眠っているという睡眠周期を繰り返す時期です。ところが、

H君の場合、この睡眠周期がみられず、さらに夜には10時間以上のまとまった睡眠があってもよい1、2歳になっても、4〜6時間で目が覚めていました。

睡眠以外の発達状況については、つま先歩きをする傾向がありましたが、「ハイハイ」は普通で、歩行開始は1歳と正常でした。ただ、言葉の発達については、1歳時に単語が数個出ていたものの、その後は言葉の数も増えず、自閉症が疑われました。

自閉症の子どもの睡眠の特徴を、時系列に整理しましょう。

まず、発達障害や睡眠研究者の間でよく知られているのが、自閉症のお子さんの新生児期の睡眠の特徴です。前にも書いたように、新生児期は、約3時間ごとに、寝たり、起きたりという睡眠—覚醒リズムを示すのが一般的です。ですが、自閉症のお子さんの場合、この時期に泣いてばかりいてよく眠れない、あるいは逆に、眠っていてばかりでほとんど手がかからないという状態を示すといわれています。これらは、それぞれ反応性亢進タイプ、反応性低下タイプと呼ばれます。ちなみに先ほどのH君は反応性亢進タイプにあたります。

ただし、ここでお断りしておきたいのですが、この2つのタイプに該当するお子さんす

図5　1歳6カ月の男の子の睡眠時間記録表

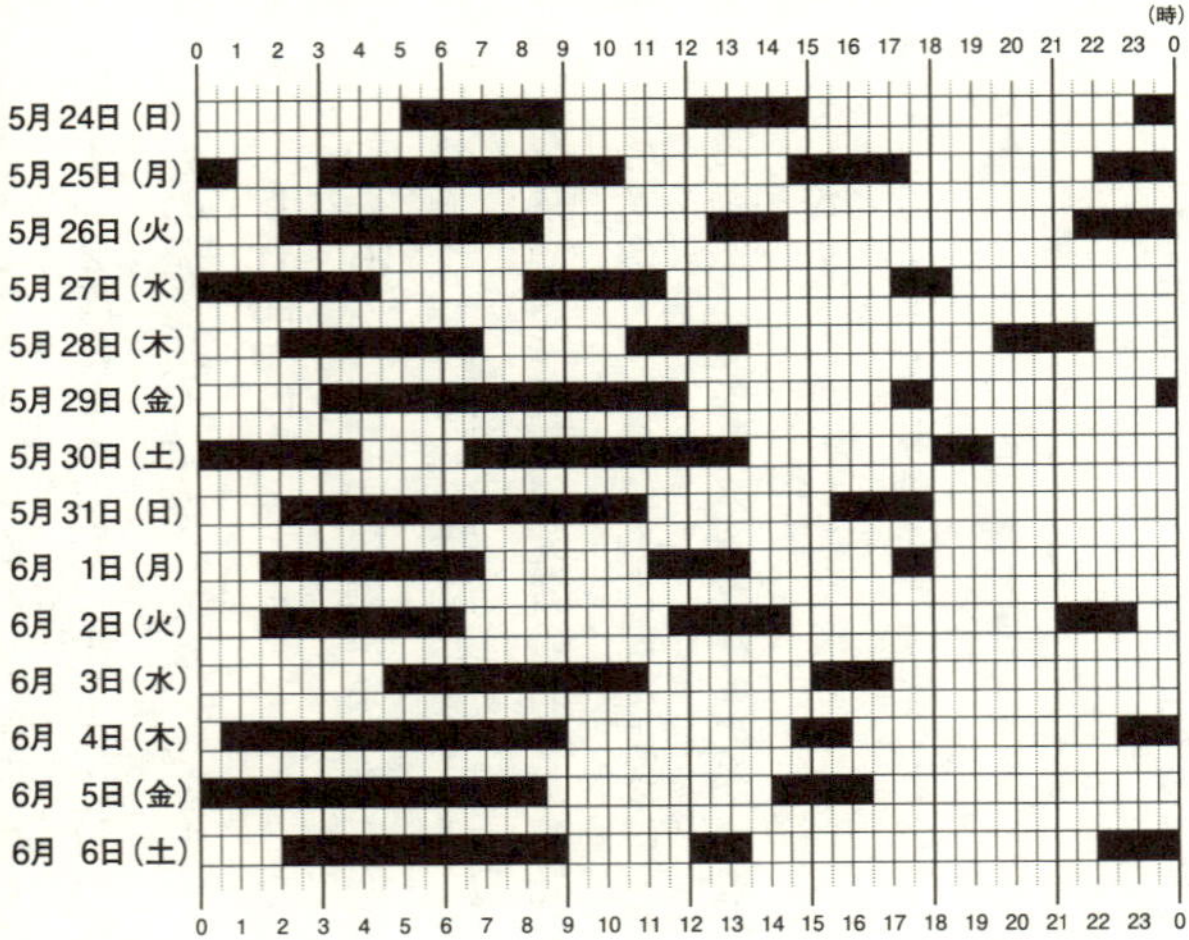

べてが自閉症に進展するわけではありません。2つのタイプを示す赤ちゃんは、睡眠が安定している赤ちゃんよりも発達に影響を受けやすくなるということです。

そして乳幼児期になると、次の4つが自閉症の子どもが示す睡眠の特徴として報告されています。それは、「寝つきが悪く、あまり寝ない」「日中の機嫌が悪く、よく泣いている」「短眠（早い時期から昼寝をしない）」「頻回に（しばしば）目を覚ます」です。

とくに、自閉症や注意欠陥多動性障害（ADHD）の子どもによくみられるのが、

「寝つきが悪く、あまり寝ない」です。わかりやすくいうと、夜がふけてもなかなか寝ない子どもたちです。

図5は、ある1歳半の男の子の睡眠時間を、2週間、保護者に記録していただいたものです。

男の子は、生後直後からずっと夜間つづけて眠ることがなく、途中、数回は目覚めていたそうです。記録をつけていた2週間は、6、7時間で起きてしまうようになりました。154ページの図19のように、1歳半ともなると、昼は数回の昼寝の時間以外は目覚めていて、夜には10時間程度のまとまった睡眠がとれるのが一般的で望ましいのですが、男の子は眠っている時間が明け方から午前に集中しており、それ以外の時間でも眠りのリズムは不規則で断片的です。

このように、自閉症のお子さんの場合、寝つきの悪さや短眠、頻回の覚醒が報告されています。

ＡＤＨＤの子どもの睡眠の特徴

ＡＤＨＤの子どもの中にも、睡眠問題を抱えているお子さんが少なくありません。２００７年以降に発表された、乳幼児期の睡眠とＡＤＨＤとの関連をまとめた論文は３００を超えます。それぞれの報告に共通するのは、「寝つき不眠」と呼ばれる寝つきの悪さと、夜中に何度も目を覚ましてグズる「頻回覚醒」です。

また、この２つの睡眠問題をもつ赤ちゃんの20～25％が後にＡＤＨＤと診断されているとも報告されていますし、よく泣く子どもや哺乳《ほにゅう》に問題のある子どもも、そうでないお子さんと比べてＡＤＨＤや学業不振になる割合が高いといわれています。自閉症のお子さんとほぼ同じで、ＡＤＨＤの子どもは、そうでない子どもと比べて、乳幼児期に次の様子がみられる頻度が高くなります。

それは、「夜がふけてもなかなか眠らない」「夜中に何度も目を覚ます」「短い睡眠時間」「よく泣く」という傾向です。

ただし、自閉症の場合と同様にお断りしておきますと、これらの睡眠状態にあるお子さんすべてがＡＤＨＤになるわけではありません。ただ睡眠の乱れが成長期の脳によい影響を与えるとはいえないので、睡眠が安定するように規則正しいリズムの生活が送れる環境を整えていくことが望まれます。

このように、子どもの睡眠と発達研究により、赤ちゃん・子どもの神経回路網の生育・維持には良質な睡眠によるシナプスと神経伝達物質のメンテナンスやエネルギーチャージが不可欠であることがわかりました。一方で、自閉症やＡＤＨＤのお子さんの一部に、新生児期から乳幼児期にかけて睡眠トラブル（良眠の3条件である夜間基本睡眠時間、リズム・質、時間帯が適切でない）があることもみえてきました。これらを総合すると、新生児期から乳幼児期に起こる睡眠トラブルは、脳の生育に何らかの影響を与えると考えてよさそうです。実は、その睡眠のトラブルのもととなっているのが体内時計の問題なのです。

命のリズムを刻む体内時計

私たちの生活は様々なリズムによって営まれています。歩くとき、スポーツをするとき、歌うとき、眠るときだって、ヒトはリズムの助けを借りています。同じように、ヒトの体内で様々なリズムを刻んでいるのが「体内時計」です。体内時計は、皮膚、筋肉、心臓、血管、リンパ、臓器など全身にはりめぐらされています。これら全身の体内時計を統括する親玉的存在が、脳の視床下部の視交《しこう》叉上核《さじょうかく》にある「脳時計」です。

私たちの身体は、体内時計によって、年単位、月単位、1日24時間単位、半日単位、数十分から数時間単位の「リズム」が刻まれています。既述のように、このうち、地球が自転で1回転する24時間を基盤にして、朝になると目を覚まし、夜になると眠くなるリズムを「概日リズム」、別名「サーカディアンリズム」といいます。

これまでヒトは、長い時間をかけて、昼と夜、明と暗が24時間サイクルで訪れるという環境のもとで暮らしてきました。おそらくそれが、ヒトが地球上で健康的に生きていくために最適なリズムだったためと考えられます。また、「社会的生き物」と呼ばれるヒトが、昼はともに活動し、夜は静かに眠るというように他者と生活時間を一致させることは、集団として生きるために必要不可欠だったのでしょう。ヒトにとって「概日リズム」、そしてそれを作りだしている「体内時計」は、生命を守り、かつ共同社会を形成する上で非常に重要な生命現象だったというわけです。

ところが近年、発達障害の子どもは、体内時計や概日リズムに何らかの問題があるために、安定した睡眠—覚醒リズムが作れず、それが脳機能障害を引き起こしている可能性があると考える研究者が増えてきました。現時点で、私の考える体内時計の形成不良に関する有力な説は次の2点です。

体内時計が未成熟な赤ちゃん

1つ目は、「体内時計の形成が未熟な状態で生まれてきた」という説です。現在、一部の早産や未熟産の子どもで発達障害が報告されていますが、原因の1つとして、出産間近の8カ月ごろから機能し始める体内時計との関係が考えられます。

九州大学環境発達医学研究センターの諸隈《もろくま》誠一特任准教授の研究によると、ヒトの睡眠リズムの出現時期は、超日リズム（ウルトラディアンリズム。生後1カ月までの新生児にみられる約3時間ごとの睡眠—覚醒リズムなどを指す）で受精後30週前後より、レム睡眠リズムで受精後33週ごろまで、ノンレム睡眠リズムで受精後35週以降というように、妊娠後期であることがわかっています。そしてこれらの現象を司る体内時計の制御部位が受精後30週前後から機能を開始し、受精後37週ごろには成熟することもわかりました。

おなかの赤ちゃんの体内時計がわかる、というのはどこか不思議な感じがしますね。諸隈特任準教授は、超音波を使って中枢神経機能とかかわりが深いとされている眼球や口唇の動きを観察することで、胎児の睡眠リズムなど体内時計の開始時期を調べることに成功したのです。

「自閉症の子どもの睡眠の特徴」で書いたように、自閉症のお子さんは、誕生直後の新生児期に反応性低下や反応性亢進を示すことがあります。これは体内時計が未成熟な状態で生まれてきたためと考えられます。

概日リズムが長めの赤ちゃん

2つ目は、「概日リズムが長めで生まれてきた」という説です。まず、ヒトの概日リズムの長さについて説明します。

地球上の生き物は皆、それぞれ固有の体内時計をもっています。例えば、ねずみは1日を約23時間、ヒトは24時間強で刻んでいるといわれています。そしてヒトの場合、24・

2～24・5時間であることが最近の研究でわかっています。小数点以下を分になおすと、24時間12～30分となります。

でも、ちょっと待ってください。1日は24時間しかないはずです。そうです。ヒトは、生まれながらにして24時間12～30分ある概日リズムを、地球の自転である24時間に日々調整しながら生きてきたのです。加えていうと、地球時計よりも概日リズムが長いということは、多かれ少なかれ、ヒトは入眠時間が少しずつ遅い方にズレやすい性質をもっているということです。つまり、多くの人が早寝よりも遅寝を得意としているわけです。

地球の自転よりも長い24時間12～30分の概日リズムをもつヒトが、地球上でうまく生きていくためには、自分の概日リズムを地球時間である24時間に毎日リセットしなければなりません。そのもっとも有効な方法が、「朝の強い日の光を浴びること」と「規則正しい食生活を送ること」です。日の光を浴びることで活動時間の開始を知らせる元気ホルモンを全身に放出し、定期的に食事をとることで腸の働きを一定に保つのです。この2つが、体内時計を調整するのに一番自然で有効な条件であり、全身の健康を保つための基礎的条件です。いわゆる「規則正しい生活習慣」ですね。「規則正しい生活リズム」と呼び換えてもいいでしょう。
しかし、概日リズムが長めで生まれてきた赤ちゃんは、自分の概日リズムを24時間の社会時計に合わせるのが大変で、時間のズレが生じやすくなります。体内時計がズレやすいと、睡眠リズムが定まりにくいのです。

この2つのタイプの体内時計の形成不良が、赤ちゃんの眠りを妨げ、発達障害の子どもの睡眠障害の原因になっていると考えられます（しかしこのことは、裏を返せば、赤ちゃんの睡眠—覚醒リズムが定まらないときは、規則正しい生活習慣を整えることで体内時計のリズム形成不良を改善できるということです）。では、体内時計の問題による睡眠障害は、脳機能の発達とどう関係しているのでしょうか。それについてお話ししたいと思います。

睡眠不足と脳のオーバーワーク

すでに述べたように、赤ちゃん・子どもの脳は、眠っている間に「神経回路網を作り、シナプスや神経伝達物質の点検・修理をすることでその働きを守って」います。

でも、もともと体内時計の形成が未熟だったり、概日リズムが長めだったりして体内時計を外界に合わせて刻むことが難しいお子さんの場合、睡眠リズムがなかなか安定しません。そうすると、寝つきの悪さや頻回の覚醒などに伴う睡眠欠乏を起こす恐れがあります。睡眠欠乏の状態では、脳のシナプスや神経伝達物質のメンテナンス、エネルギーチャージが不足していきます。補修が十分に行われなかったシナプスや神経伝達物質たちはしだいに活力を落とし、神経細胞たちが必要とする情報をうまく運べなくなります。神経細胞たちが求める情報量に対して、自分のキャパシティ（引き受けられる収容能力）が足りていないからです。シナプスや神経伝達物質にいわせれば、「もっと元気に働くには、量、リズム・質、時間帯ともに良好な睡眠が必要なんだけどな」ということかもしれません。

情報の運ぱんという重要な仕事を担う彼らの活力が落ちて、速やかに、また的確に目的地まで情報を運ぶことができなくなると、脳内を活発に行き来するはずの情報が、どこかで行き場を失って立ち往生したり、間違ったところに届けられたりする恐れがあります。いうなれば、脳内情報の「混線」です。いずれにしても、必要な情報が受けとれなかった神経細胞たちは、本来の活動ができずに元気がなくなってしまうのです。

情報処理能力のバラツキが症状の背景

脳の随所で情報のやりとりが停滞、または混乱すると、脳の中に「情報をうまくキャッチできる領域」と「情報をうまくキャッチできない領域」ができてきます。そうすると、某領域では神経細胞群が効率的に情報処理を果たしているのに、某領域では神経細胞群が思うように働けないというように、情報処理能力に「バラツキ」ができてしまいます。

私は、問題はこの「バラツキ」にあると考えています。例えば、視覚や聴覚に関係する領域で、神経細胞たちの活力が落ちると、物をみたり、聞いたりする機能が適切に育たないかもしれません。それらの領域の連携が滞ると、言語の発達に影響がでることもあるでしょう。あるいは情緒を司る部位の活動が支障をきたせば、イライラや不安などちょっとしたことで気分を不安定にさせる問題が起こることだって考えられます。さらに、記憶力、注意力、集中力、思考力、判断力、実行力につながる認知力を支える高次脳機能の低下も心配です。

発達障害のお子さんでは、こうした情報処理能力のバラツキ、つまり「脳機能の領域ご

との バランスの悪さ」が症状の背景にあるのではないでしょうか。加えていうと、脳機能の領域ごとの落差は大きければ大きいほど障害の程度は目立ってくると思われます。

赤ちゃんのときに作られた脳機能のバランスの悪さは、幼児期に入り、友だちと頻繁に接するようになって人目につきやすい形であらわれてきます。それは、相手の言葉や表情から意図をくみとって咀嚼《そしゃく》し、同時に自分の思いを言葉で相手に伝える、あるいは集団生活の中で自分の行動をコントロールする、行動の見通しを立てるといった対人関係の問題です。脳の視聴覚野や認知を司る領域の機能に高低差があるのですから、コミュニケーションに支障がでるのも必然の結果でしょう。

昼寝をしない子どもが増えている

さて、情報交換がスムーズにできない脳の一部の領域たちは、いずれ強いストレスを感じるようになり、「脳細胞の興奮」を起こします。これが、「眠ろうとする脳の領域」をおさえこんで「眠れない脳の領域」「何度も目が覚める脳の領域」を作りだす原因とは考えられないでしょうか。赤ちゃん・子どもの昼寝を例にとって説明しましょう。

障害の有無に関係なく、最近、夜の間に十分な睡眠をとっているお子さんは別として、昼寝をしない子どもが増えていると感じます。私は医師としての経験から、その原因の1つに、脳の一部が興奮しやすく、リラックスしにくいという現代の生活環境があると考えています。

これは大人の不眠や夜ふかしと同じ原理です。何か悩みごとを抱えていると、寝つきが悪くなりますね。あせって寝ようとすると、かえって眠れなくなります。これは不安によって脳の扁桃体《へんとうたい》の興奮性が上がるからなのですが、不安感が強くなると覚醒水準が上がるのは昔から生理学的に有名な話です。夜寝る前に携帯電話やパソコンを操作したり、テレビをみたりすると、目が冴《さ》えて眠れなくなった経験をおもちの方も多いでしょう。これも、脳の視覚野が他の領域より飛びぬけて興奮しているから起こる現象です。不安にしろ、緊張にしろ、要は、寝つけないほど脳の一部の領域のテンションが上がっているのです。

言うにおよばず、ヒトは心と身体がともにリラックスし、休息できる状態になければ眠ることができません。昔は、日の出とともに働いて、日が暮れると静かに過ごしていましたから、夕方から夜にかけて眠る（休息する）準備をゆっくり整えることができました。

また、今日のような強くて速い刺激もそれほど多くありませんでしたから、休むときには脳全体が休息モードに切り替わることができ、脳を部分的に、あるいは不自然に興奮させるようなこともなかったでしょう。

しかし、現代に暮らす私たちは、朝から晩までギラギラとまぶしい映像や騒がしい音に囲まれていて、知らず知らずのうちに脳を興奮させる環境に置かれています。加えて、情報や意思決定のスピード化、効率化など様々なストレスが生活環境をとり囲んでいます。当然、大人と同じ生活環境で暮らす幼い子どもたちも、脳のどこか一部がひどく興奮しているか、負荷を受けているでしょう。一般的な子どもの昼寝を例にとりましたが、これが子どもたちの眠りを妨げ、昼寝が減った理由の1つとは考えられないでしょうか。

眠りたいのに眠らせてくれない脳。そのような状態にある赤ちゃんは、しばしば泣くことでその苛立《いらだ》ちを周囲に訴えているのかもしれません。さらに、シナプスや神経伝達物質が疲れると、脳内情報の収集・分配を統括し、体温調節や発汗、血液循環など、自律神経系の中枢でもある「視床」の周辺でも情報ネットワークの混乱は起こりますから、それによって生理的な不快感を覚えているのかもしれません。

発達障害の症状を緩和する可能性

ここまでの内容を整理してまとめましょう。

新生児期から乳幼児期の赤ちゃん・子どもが、周囲の環境から得た刺激を感じ、理解し、判断する能力は、伝達されるべき情報が脳内でスムーズにやりとりされることで培われます。その機能を担う働きの1つが、この章でお話ししてきたシナプスや神経伝達物質です。シナプスや神経伝達物質が脳内で情報を運ぱんするという本来の仕事を全うするためには、修理、点検、補充が必要で、それが量、リズム・質、時間帯ともに良好な睡眠によって支えられていることがわかってきました。

したがって、先天的に体内時計に問題のあるお子さんは、もともと睡眠が安定せず良眠が得られにくいので、シナプスや神経伝達物質の機能の弱体化が起こり、脳の情報ネットワークの形成不良につながると考えられます。これが現在、私のような睡眠や発達の研究者が考える発達障害の脳機能障害の背景です。

しかし、こうした問題にまったく打つ手がないかといえば、そうではありません。本章で述べたこの考えは、単なる仮説では終わらずに、体内時計の形成不良に伴う睡眠障害を改善することで脳機能のアンバランスを修正し、発達障害の症状を緩和する可能性を示唆するものです。そこで、発達障害と睡眠障害の関係についての説明はおしまいにして、ここからは治療によってある程度の改善が得られたケースを紹介したいと思います。

それに先だって、私が行っている睡眠治療の骨子を述べることにしましょう。これは発達障害の子どもだけが対象ではなく、睡眠障害をもつ子どもすべてに当てはまるものです。

睡眠治療の骨子

本書のテーマである生活リズムの混乱に伴う睡眠障害は、1日24時間を1サイクルとして、昼夜の明暗に塗り分けられた生活基盤としての「社会時間」のリズムと、ある個人の動力としての「体内時計」のリズムとが合致しないために、発達に様々な弊害を招いてしまう病態です。そこで私は、この睡眠障害の治療では、症状の抑制を主眼とするのではなく、症状のおおもとである体内時計の混乱を少しでもとり除いてやることが最重要と考えています。もう少し具体的に説明しましょう。

第4章の「月齢・年齢別、睡眠の特徴」でも述べるつもりですが、新生児期の超日リズム（ウルトラディアンリズム）は、生後3カ月ごろになると、「昼は明るく音や光にあふれており、夜は暗くて静か」という社会的な生活時間を背景に、眠りが夜にまとまり、昼間起きている時間が増えてくるというように変化してきます。いわゆる概日リズム（サーカディアンリズム）と呼ばれる社会時計の始まりです。

しかし、発達障害のお子さんの場合は、新生児期や乳幼児期にあまり寝ない、逆に寝すぎるというように、ウルトラディアンリズムやサーカディアンリズムの形成がうまくいっていない恐れがあります。そこで、生活リズムの改善、体温調節、入眠をうながす薬などの投与、高照度光治療（第3章参照）などを行うことによって、混乱した体内時計を正常化しよう（規則正しいサーカディアンリズムに作り直そう）、というのが私の睡眠治療の基本となります。リズム不全に陥っている体内時計を、地球時間である社会時計に合うように再構築するのです。それができれば、睡眠が充足されて神経伝達物質やシナプスに活力が与えられ、発達障害の症状の緩和にも役立つと考えられるからです。

これが、医師としての知識と、患者さんから聞いたこと、教わったことを中心に、お子さんの臨床状態を使用可能な医学的検査法で確かめ、治療方法を模索し、それらを確立する過程でみえてきた睡眠治療の骨子です。それでは、睡眠治療の実際を紹介しましょう。

睡眠治療の実際

第1段階　睡眠—覚醒リズムを把握する

睡眠治療の初期段階で何よりも大切なのは、「睡眠—覚醒リズムがしっかりと形成されているかどうかを見極める」ことです。そこでまず、「睡眠時間記録表」を使って子どもの睡眠—覚醒リズムを可視化し、問題の把握につとめます。これと併せてPSG検査（脳波、心電図、筋電図、血中酸素濃度）や深部体温の測定など医学的な検査を行い、睡眠障害の有無や程度を判断します。

第2段階　家族のメンバー全員で生活リズム改善を行う

睡眠時間記録の可視化によって問題が確認されたら、多くの発達障害児が発症前に示す睡眠パターンの特徴である寝つきの悪さを改善します。最初から薬剤を使うようなことはしません。まず、子どもの寝つきをよくし、早寝のリズムを作るために、ご家族のメンバー全員が、遅くとも夜9時までに眠りにつく生活を心がけることから試みてもらいます。生活リズムを整えることで社会時計に合った体内時計の再構築につながります。

このとき、「子どもが眠ったら家事や趣味などやり残したことをしよう」などと思ってはいけません。子どもと一緒に朝まで眠るつもりで「夜9時までに寝る実践」をお願いしています。現代において、この試みを実践することが大変難しいのは百も承知です。それでも、「家族全員で生活リズム調整への取り組みに挑戦する」ほうが、問題解決の成功率が格段に上がることは立証済みなので、ぜひご家族で実践していただきたいと思っています。

第3段階　投薬を含む治療を開始する

前の第2段階では生活リズム改善を2週間ほど頑張っていただきますが、それではうまくいかないことがあります。その場合は、第3段階として、投薬による治療を開始します。

ここで、ある女の子の治療ケースを紹介したいと思います（ページ数の関係上、本書では

図6　2歳0カ月、女の子（治療前）

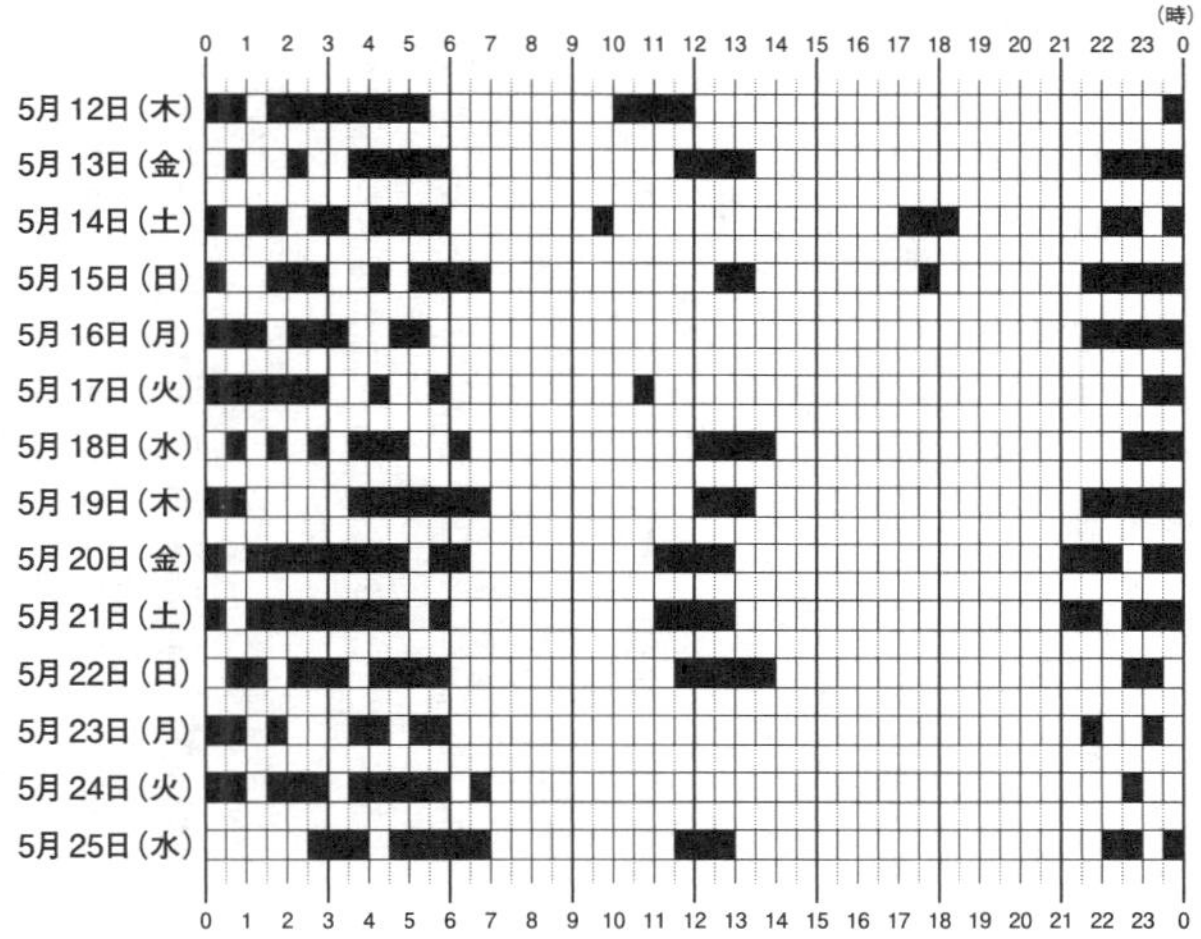

投薬の種類や量、タイミングなどの詳細は掲載しませんので、より詳しい治療内容をお知りになりたい方は２０１１年発刊の拙著『子どもとねむり』を参照ください）。

治療ケース（2~3歳、女の子）

Ｅさんは２歳のとき、夜間睡眠時に１、２時間ごとに目覚め、眠りが細切れ状態であるため睡眠障害ではないかと心配したご両親に連れられて受診されました。

この女の子のように、細切れに分断される「睡眠の断片化」は、睡眠欠乏状態を引き起こす睡眠障害と考えられています。

Ｅさんのご両親は色々と勉強をされてい

て、早めに入眠をうながし、断乳を済ませ、照明を様々に工夫し、日中は楽しく運動もさせてみましたが、効果はなかったということです。言葉ので始めは生後15カ月、2語文は生後20カ月で、受診時の発達には問題はなく、視線も合っており、発達障害を思わせるような症状はみられませんでした。

図6に示すように、睡眠時間記録をみると入眠時間が遅く夜10〜11時となっており、30〜60分ほどの中途覚醒がひと晩に2〜5回認められました。総睡眠時間は8時間を切っており、この年齢では明らかに睡眠不足状態と考えられます。寝つき不良、睡眠の断片化、トータル睡眠時間の短縮という睡眠欠乏の診断のもとに、薬物療法に踏みきりました。

まず、入眠をうながすクロニジン（カタプレス：37μg）、眠りを持続させる抗ヒスタミン剤（アタラックスP：12mg）を処方し、さらに入眠をうながすメラトニンを追加したところ、図7のように総睡眠時間が10時間半ほどとなり、入眠時間も夜9時ごろと早めに落ち着いてきました（メラトニンとクロニジンの2剤で寝つき改善を得ることはほぼ可能です。また抗ヒスタミン剤を用いたように、入眠時間の前倒しとともに睡眠時間を持続させることも大切です）。中途覚醒は1、2回残っていましたが、視線がしっかり合うこと、笑顔や表情が豊かである

図7　2歳4カ月、女の子（治療後）

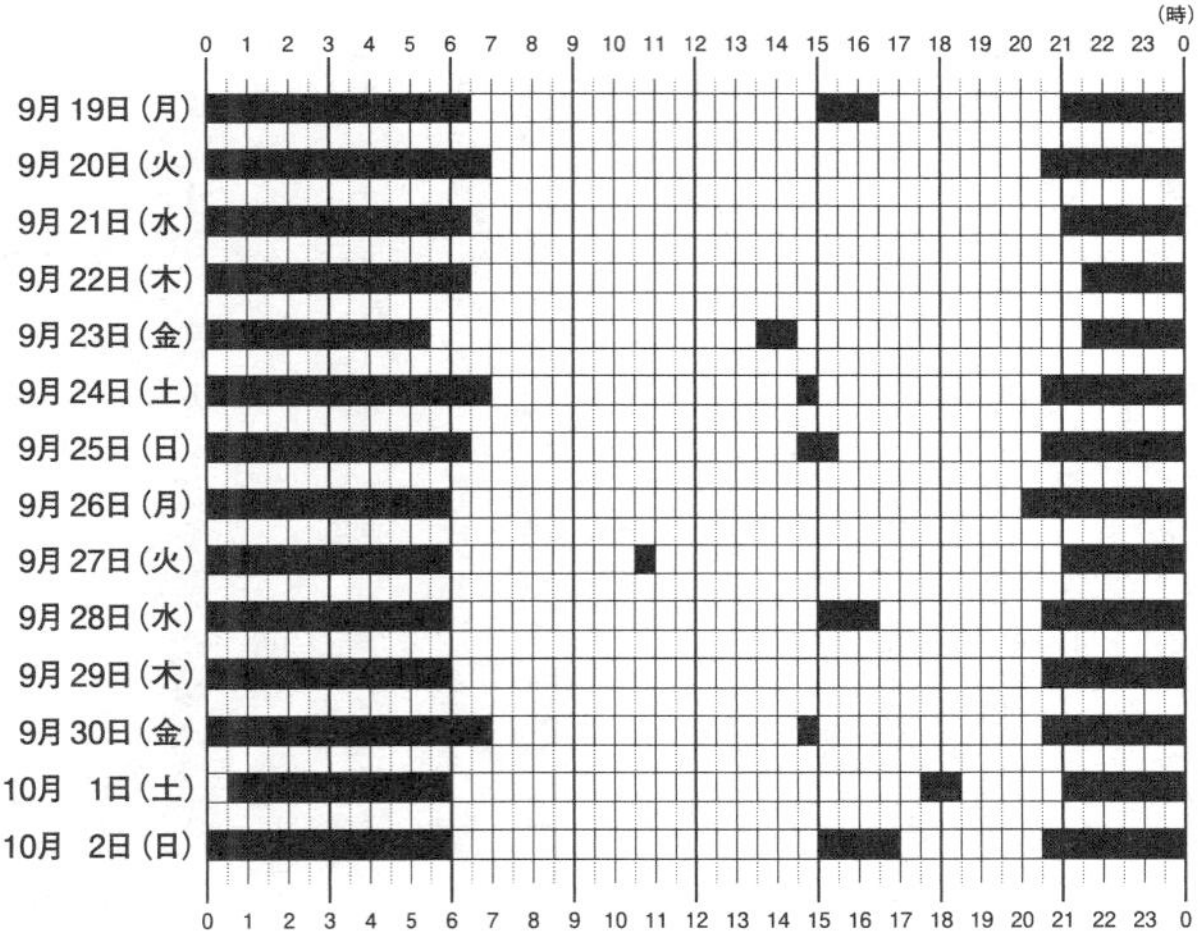

こと、日中の機嫌がよく発達に問題がないことから、4カ月後の2歳4カ月時点で治療を一旦終了しました。

ところが、Eさんは8カ月後の3歳時に再び受診されます。理由は、夜間3回ほどの覚醒が再発したというものです。同時に睡眠時間は8時間50分程度と短くなっていました。そして不思議なことに、それまで公園で友だち皆と仲よく遊んでいたのに、まったく遊ぼうとしなくなり、友だちから声をかけられると母親の後ろに隠れてしまう動作があらわれてきたといいます。また、以前は友だちの母親たちともよくおしゃべりをしていたのに、今では視線さえ合わせなくなり、さらにはご両親との視線も合わなくなり、言葉でのやりとりもうまくいかなくなりました。ご両親は障害を心配されていて、私の見立てでも、発達の遅れが目立っていることがわかりました。

そこで改めて診察をすると、前回と同じ寝つき不良、睡眠の断片化、トータル睡眠時間の短縮という睡眠欠乏の診断結果がでたため、前回と同様の睡眠治療を開始しました。

そうしたところ、わずか10日足らずでEさんの生活リズムは元に戻りました。中途覚醒が減少し、総睡眠時間も10時間を超えるようになりました。さらに発達面での問題も消失し、今では元気に皆と一緒に遊んでいるとのことです。2歳から3歳という発育の途中で、発達に変化があらわれたEさんですが、睡眠障害の治療を早めに行ったことで、睡眠障害も、対人関係における問題も改善しました。

この例は、睡眠問題を放置すると周囲とのコミュニケーションにも齟齬《そご》が生じることを示す典型的な症例です。私はこうしたケースをいくつか経験しています。この臨床経験から、①睡眠不足や生活リズムの乱れはすぐに問題を起こすのではなく、長い間の蓄積を経てあらわれるものであること、②Eさんに2度の睡眠治療が必要だったことを踏まえると、新生児期や乳児期早期に睡眠障害があらわれるお子さんの場合、長期的な見守りが必要であることがいえます。

治療と見守り

本章の最後に、睡眠治療に対する私の考えをまとめておきましょう。

試行錯誤を経て辿《たど》りついた結論として、睡眠障害と診断され、ご家庭で生活リズム改善を行っても成果が得られない場合は、薬物を含めた睡眠治療を行うことが重要になります。体内時計の形成不良により「寝ない状態」を延々とつづけるよりも、短期的には薬を使っても「安定した眠り」をとり戻すことが先決だからです。そして、薬物治療はできるだけ「早い段階」で「短期間」に終わらせ、万が一、効果が得られない場合は無用に長引かせることなく速やかに中止すべきと考えます。

私がこれまで行った生活リズム改善の指導や治療の予後は概《おおむ》ね良好で、家庭、保育・幼稚園、学校で落ち着いて過ごせる子どもが増えてきているのは小児科医として嬉《うれ》しいことです。ただ現状では、子どもへの投薬治療に抵抗を示す方は多くいらっしゃいます。幼いお子さんに薬剤を投与するのですから、そのお気持ちも十分に理解できます。したがって、薬に対して嫌悪感、恐怖感、拒否感をおもちの保護者には、投薬治療は強くはお勧めせず、生活リズム改善を実践していただきながら私の考えを伝えるにとどめています。

さて、再三述べてきたように、睡眠障害のお子さんすべてが自閉症やＡＤＨＤに進展するわけではありません。ただし、睡眠が安定している赤ちゃんよりも発達に影響を受けやすくなることはほぼ明らかですから、睡眠障害がある場合は、「睡眠は長い人生の基礎を作る大切な習慣」と理解し、できるだけ早期に睡眠リズム改善を行うことが望ましいと思います。また、新生児期や乳幼児期に睡眠障害が疑われ、治療によって改善されたかにみえても、数カ月後、数年後に再発するような場合には、素質として体内時計のリズムが不安定である可能性が残ります。日々の生活リズムに気をつけながら、長期的な視野でお子さんの睡眠と発達の経過を見守っていただければと思います。

第3章　小学生以上の子どもの睡眠障害と不登校・ひきこもり

――背景としての小児慢性疲労症候群――

不登校・ひきこもり状態の子どもの身体には何が起こっているのか？

新生児期から乳幼児期の子どもの睡眠障害と発達障害の関係については前述してきましたが、脳機能の発達が一段落する小学生以上の子どもの睡眠問題は、最初に微熱、腹・頭痛、不眠、貧血といった自律神経系の障害に伴う「疲労感」や「倦怠感《けんたいかん》」としてあらわれてきます。これらは休息の必要性を知らせる警報の役割をもっているので、気づいたときにしっかりと休養をとれば問題はないのですが、自律神経系の異常を放置し、悪化させてしまうと、ひどい場合には生きていく力そのものが低下してしまうほど深刻な症状につながることがあります。

①寝つきが不良で朝起きられず、午後からもち直す昼夜逆転の生活リズムが起こる。
②学習意欲をなくして勉強が手につかず、記銘力（新しいことを覚える能力）と呼ばれる短期記憶が低下して、学生としての本分が果たせない。
③非常に疲れやすく、持久力が低下する。

④中には免疫力の低下を示す者もおり、日常の学校生活を送れる状態にない。

これらの症状が起こると、当然、学校に通うことが難しくなります。後述するように、私は、この状態がいわゆる「不登校・ひきこもり」の本質ではないかと考えています。

不登校児に多い頑張りの生活歴

ごく簡単にいえば、不登校とは、一般的な臨床検査で明確な疾患がみつからないにもかかわらず、年間30日以上、学校を欠席してしまう状態です。

これまで不登校は、家族の側からみると「生き方の選択」「やむにやまれぬ心の問題」と解釈され、学校社会からは「なまけ」「わがまま」「心の弱さ」「偏った子育てによる」と考えられてきました。文部科学省やメディアは、「不登校は誰にでも起こるもの」としながらも、その理由については触れようとしないことがほとんどです。不登校の背景が漠然として捉えどころがなく、決まったタイプの子どもだけが不登校になるのではなく、どのようなタイプの子どもにも起こることが明らかなものの、なぜそのように誰にでも起こり得るのか、確信できる情報がないからです。医学生理学でも、本人に登校の意思があるにもかかわらず登校できない状態を明確に説明するための研究は行われてきませんでした。

しかし、1980年代後半からこのテーマに取り組み始めた私は、数年後には学校に通えない理由が、なまけやわがままといった心の問題ではなく、治療を必要とする病態（気）にあることを突き止めていました。その病態とは、「概日リズム睡眠障害による小児慢性疲労症候群」です。

私が勤務する医療センターを訪れる不登校状態の子どもの多くが、診断可能な病気や経済的理由を除いて、小児慢性疲労症候群やそれに類似する疾患と診断されます。そして、この状態が起こる前の子どもの多くが、睡眠の質の低下や睡眠時間を削る頑張りの生活歴をもっており、その後、概日リズム睡眠障害に陥っています。

現在、不登校の原因は「いじめ」「親子関係」「学業不振」などにあると指摘されます。しかし後述するように、それらは不登校・ひきこもりを作りだしている本質というより、むしろきっかけとなる初期の引き金ではないかというのが、私が臨床研究から導きだした結論です。実際、文部科学省が行った「児童生徒の問題行動等生徒指導上の諸問題に関する調査（平成23年度）」の小・中学生の「不登校になったきっかけと考えられる状況」では、「いじめ（2・0%）」「いじめを除く友人関係をめぐる問題（14・7%）」「親子関係をめぐる問題（10・9%）」「学業の不振（8・6%）」を押さえて、「不安など情緒的混乱（26・5%）」「無気力（24・4%）」が上位に挙げられています。高校生でもこの傾向は変わりません。学校に通えなくなった子どもたちにみられる小児慢性疲労症候群の中心的な症状は、昼夜逆転生活に伴う午前中を中心とした「極度の疲労」です。子どもの疲労は、脳が発する危険信号なのです。

疲労とは

そもそも「疲労」とは何でしょうか？　疲労は、睡眠不足や夏バテ、人間関係のトラブルなど、たくさんのストレスが人の心身にのしかかってきた結果、起こるものです。「痛み」や「発熱」と並んで「生体の3大アラーム」と呼ばれ、近年注目を集めている身体の異常です。

私たちは、痛みがあれば、身体のどこかに問題があると考えることができますし、熱があれば、休養をとって感染や炎症をおさえることが必要だと気づくでしょう。これと同様に、人間の生命維持にとても重要な働きをしているのが「疲労」です。「疲れている」という状態は嫌なものですが、疲労感がないと人は休むことなく働きつづけ、過労死の危険にさらされてしまうのです。

では、なぜ人は疲れるのでしょうか。その原因は、体内時計の混乱から自律神経機能のバランスが崩れてしまったためと考えられます。

第2章で述べたように、体内時計とは、地球が自転で1回転する24時間を基盤にして、朝になると目を覚まし、夜になると眠くなるなど命のリズムを刻む時計の総称です。この体内時計は、皮膚、筋肉、心臓、血管、リンパ、臓器など私たちの全身にはりめぐらされているのですが、脳の視床下部の視交叉上核にある「脳時計」によってコントロールされています。脳時計は、体内時計のいわば「親玉」です。次の3つの生体リズムを制御して自律神経機能を整え、全身の体内時計の働きを制御しています。ですから脳時計の働きに問題が起こると、3つの生体リズムの統制が利かなくなって疲労感があらわれるのです。

次に、脳時計がコントロールしている3つの生体リズムを説明します。

脳時計が制御する3つの生体リズム

1．睡眠―覚醒リズム

脳時計がコントロールする1つ目の働きは、「睡眠―覚醒リズム」です。夜が来たら眠り、朝が来たら目が覚めるリズムです。「なんだ、そんなの当たり前じゃないか」と思われるかもしれません。でも、その当たり前の生活が送れるのも、視交叉上核にある脳時計が正しく時を刻み、睡眠―覚醒リズムを一定に保ってくれているおかげです。

2．ホルモンの分泌

脳時計がコントロールする2つ目の働きは、「ホルモンの分泌」です。ホルモンとは、ある決まった器官で作られ、分泌されると、血液を通して体内を循環し、別の器官に到達して、その効果を発揮する物質です。睡眠―覚醒リズムに関係するホルモンには、休息を知らせるホルモンと活動をうながすホルモンがあります。

まず、休息を知らせるホルモンがメラトニンや神経伝達物質です。メラトニンが分泌されて血中濃度が高くなると、それが全身の体内時計に休息の時間がきたことを知らせる合図となります。そのため、メラトニンは夕方ごろから多く分泌され始め、夜中にピークを迎えます。

これとは逆に、朝には起床後の活動を支える副腎皮質ホルモンのコルチゾールや快をもたらす脳内の神経伝達物質β-エンドルフィンが分泌されます。この2つはヒトの身体をシャキッとさせ、日中の活動に備えてやる気を起こさせてくれる働きがあります。コルチゾールやβ-エンドルフィンがきちんと分泌されないと、朝ごはんを食べたり、学校で勉強をしたり、友人との会話を楽しんだり、遊んだりしようという意欲はわいてきません。

これらの活動と休息のホルモンや神経伝達物質を分泌する際に中心的な役割を果たしているのが、脳の視床下部にある視交叉上核と副腎皮質や松果体です。ホルモンを分泌する時間がきたことを知らせるのが視交叉上核で、その命令を受けてホルモン物質を放出するのが副腎皮質や松果体です。

視交叉上核にある脳時計が正しく作動し、副腎皮質や松果体がその指令にもとづいてホルモンを分泌する。そうであるからこそ、私たちは毎日、活動と休息のリズムを規則正しく繰り返しながら、臓器や器官の働きを健康な状態に保つことができるのです。

3．体温調節

脳時計がコントロールする3つ目の働きは、「体温調節」です。ここでいう体温とは、深部体温と呼ばれる身体の中心部分の温度です。深部体温計という特殊な機械を使って測定します。

ヒトの体温は、午前3～5時に一番低くなり、夕方に一番高くなる性質があります。真夜中は体温を下げて休む態勢を整え、昼間は体温を上げてエネルギー活動を促すためです。

ところで、生後1歳ごろまでの赤ちゃんは、昼と夜の深部体温に大きな差がありません。もっとも低い午前3～5時ともっとも高い夕方との差は、0・3～0・5度です。これは昼間の活動と夜間の休息に大きな差がないためです。しかし、昼間の活動が活発化し、夜間の休息との間にメリハリができる2歳以降になると、深部体温の差は1・1～1・5度に拡大します。つまり、幼児期以降の子どもや大人の場合は、活動時と就寝時の体温の差が1度程度あることが、健康な身体を保つための条件となります。そしてこれも、視交叉上核にある脳時計が正常に働いているおかげでできることです。

このように、脳時計がコントロールするヒトの生体リズムは生命維持装置ともいえる重要な働きをもっています。

脳時計が狂うと動くことも、休むこともできなくなる

これまで脳時計は、人類が長い時間をかけて獲得した確固たるもので、ちょっとやそっとのことでは崩れない、というのが定説でした。ところが最近になって、脳時計はあることがきっかけで意外にも壊れやすいデリケートなものであることがわかってきました。そのあることとは、「夜ふかし・遅寝」です。

夜ふかししているのに、次の日に登校、出勤しなければならないと、当然、睡眠時間は短くなります。平日は眠くてたまりませんが、学校や会社があるので、とりあえずは我慢しておいて、休日の「寝だめ」で不足分をおぎないます。ところが、例えば平日は6時間しか寝ていないのに、休日は8時間以上も寝るというように、日によって90分以上の差ができてしまうと、普段より多く寝た休日の晩にはまた遅寝が始まり、翌週からの睡眠—覚

図8　14歳、女の子、夜ふかし・寝不足状態の睡眠

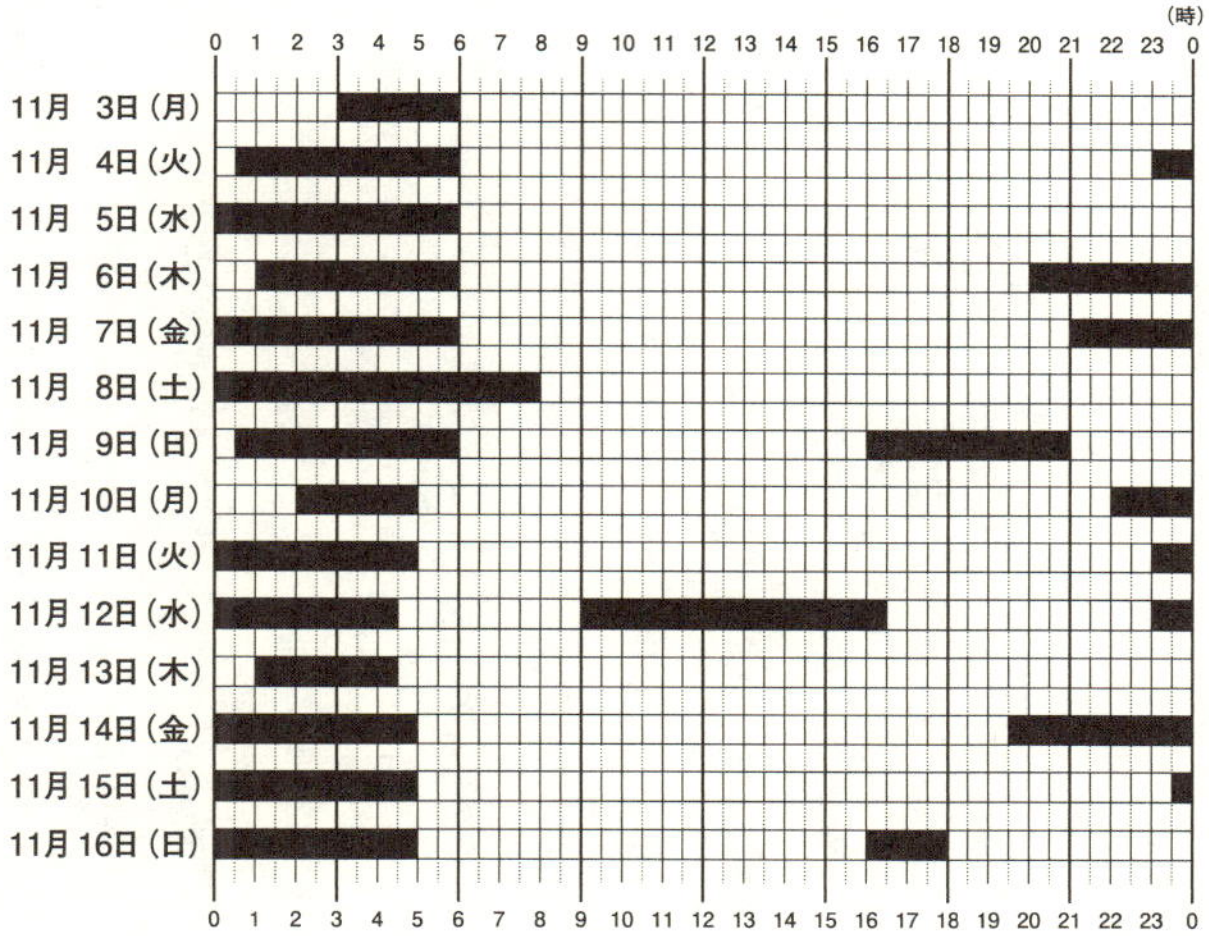

醒リズムが狂うようになります。また、遅寝が習慣になると体内時計が遅寝のリズムにセットされてしまうので、早く寝ようとしても眠れなくなってしまうのです。

このように、現代っ子なら誰もが経験する夜型生活と、起床が昔のままである早起き生活から睡眠時間が削られ、慢性睡眠欠乏へと進むことが、体内時計を狂わせ（シフトさせ）る原因となります。ただし、数週間程度の短期間の睡眠不足なら、それほど大きな問題は起こりません。脳が疲れていても、不足した睡眠時間をおぎなってやれば多少なりとも疲労

は回復できますし、体内時計が多少ズレていても、規則正しい生活リズムを心がければ地球時間の24時間に調整することができます。ところが、今の子どもたちはサラリーマン並みの長い活動時間をこなしている上に、休日もお稽古やクラブ活動に大忙しで、疲労こんぱいする脳、混乱する体内時計を修正する暇がありません。

講演会などでこの話をすると、「土日は昼まで寝てるから、いいじゃない」というご意見が多く聞かれます。いわゆる「寝だめ」のことを指しているのだと思います。しかし、寝だめの本当の意味は、字面とは異なるようです。普段私たちが使っている寝だめは「睡眠の貯金」ではなく、それまで何日かつづいた睡眠不足（赤字）をおぎなうための「穴埋め」的眠りです。これから起こるかもしれない睡眠不足に備えた貯えではなく、寝足りない睡眠時間をただおぎなっているに過ぎないのです。また、休日の寝だめは平日の睡眠時間との差を広げる睡眠習慣ですから、「寝だめをしているからうちの子は平気」という考えは少々危険です。とはいえ、今日の子どもの生活環境を考えると寝だめも頭ごなしには否定できないと私は思っています。忙しい現代社会では、寝だめが疲労回復に一役買っているからです。でもだからといって、体内時計を狂わせる一要因である寝だめが「よいことではない」ことは知っておいていただきたいと思います。

いずれにしても、夜ふかし・遅寝の頑張りの生活習慣をつづけていると、体内時計のリズムに狂いが生じてしまい、睡眠—覚醒リズム、ホルモン分泌、体温調節の3つの生体リズムを混乱させる「不健康の土台」を作ることになってしまいます。

不登校のきっかけ

実は、私の研究でもう1つわかっていることがあります。それは、前項で紹介した「不健康の土台」に、次の7つの出来事が1つでも、2つでも上乗せされると、それがきっかけとなって概日リズム睡眠障害を引き起こす恐れがある、というものです。

①重圧となる責任を負わされる（クラブ活動のキャプテンや代表になったこと）。
②受験勉強、連日のお稽古、部活動での試合前の休みのないハードな練習。
③家庭環境の変化（両親の離婚、転職など）。
④人間関係のトラブル（いじめ、友人関係、家族・親子関係、教師との関係）。

⑤ゲーム、テレビ、DVD、スマートフォン、パソコンなどマルチメディアの過剰使用。
⑥感染症での発熱、消耗。
⑦交通事故や地震などの自然災害への遭遇。

①のようにクラブ活動などで「重圧となる責任を負わされ」たり、④のように「人間関係のトラブル」に遭ったりするとき、子どもはそれらの問題を自分で何とか解決しようと思い悩みます。こうした必死の頑張りの経験は、極度の不安を脳に記憶として残してしまうために持続的な脳の興奮状態を作ります。

例えば、「いじめ」は、いじめられた子どもの全人格を否定し、時には生きていく意味さえ失わせてしまう悪質な行為です。こうした恐怖にも似た強い不安感は、脳の覚醒水準や温度を上げてスムーズな入眠を妨げ、さらに寝つきを悪くしてしまいます（お断りしておきますと、③⑥⑦は子どもにとっては不可抗力で、親の責任を問うものでもありません。こうした強い負荷を与える出来事に対処するためにも、日ごろの十分な休息が大事です）。

次に紹介するY君は、連日深夜までつづく受験勉強が不安や緊張を生み、体内時計を狂わせる原因となっていました。1997年発刊の拙著『フクロウ症候群を克服する』（講談社）でも紹介したケースです。

疲労で学校に行けなくなったY君

15歳のY君は、小学生時代から朝起きるのが苦手でした。小学校も中学校も遅刻が多く、ときどき授業中に眠りこむことがありました。何となく体調がすぐれない、元気がでてこないとも感じていました。

高校に入ると、Y君は、週に一度のテストのために夜遅くまで頑張る機会が多くなり、さらに翌朝の課外授業にも出席しなければならなくなりました。そのため疲れがひどく、授業中の居眠りが増えていきました。その間も、朝は目覚ましをいくつもかけて、眠いのに無理をして起きつづけていました。

だんだん学校で眠っている時間が多くなり、家でも疲れのために寝ている時間が増え、ついには1日中眠たい状態になり、学校も休みがちになりました。成績が落ちてきて、父親に小言を言われた次の日から登校ができなくなりました。Y君は夕方近くになってようやく起きてくると、夜中までごそごそとテレビ、ゲーム、マンガなどをみたり読んだりして1日を過ごし、明け方近くになるとまた眠るという昼夜逆転の生活を送るようになります。彼は勉強が得意で、成績もよいほうでしたが、登校できなくなる1カ月ほど前から「すごく疲れる。学校の行き帰りだけでクタクタになる」ともらしていたそうです。

診察の結果、彼は概日リズム睡眠障害および小児慢性疲労症候群と診断されました。

この話を読んで、「Y君はちょっと疲れているだけだろう。しばらく休んでまた頑張れば再登校できる」と思った方もおられるかもしれません。こうしたことを経験した多くの親ごさんたちも、わが子の変貌を信じられず、「いつまでなまけているの。しっかりなさい」と叱咤《しった》激励します。

しかし、概日リズム睡眠障害を起こして私のところへやってくる子どもに共通する訴えが、「(学校に行けないほどの)ひどい疲れ」です。本来、エネルギーにあふれているはずの若者が、なぜか「学校の行き帰りだけでクタクタになる」ほどの異常な疲れを訴え、日常生活すら満足に送れなくなるのです。でも、彼らは好きで家でゴロゴロしているのではありません。自らの意志に反してベッドから起きあがれず、行きたくても学校に行けない、強い疲労状態に陥っています。

次に、概日リズム睡眠障害から小児慢性疲労症候群を発症する過程を、子どもの症状の視点から考察しましょう。

初期にあらわれる自律神経症状を見逃すな

遅寝によって睡眠リズムが乱れ始めると、最初は朝起きるのが難しくなり、何となく身体の調子や気分がすぐれない感覚を覚えるようになります。しだいに、学校生活をはじめとする日常生活全体がうまくいかなくなります。体温調節やホルモンバランスが崩れ、代表的な初期症状として自律神経機能の問題が起こっているからです。

皆さんにまず気づいていただきたいのは、お子さんに初期症状としての自律神経系のトラブルが起こっていないか？　ということです。具体的には、疲れ、眠気、頭痛、微熱、めまい、震え、手足の冷え、胃の張り、便秘や下痢などの不快感です。最近、年配者に多い疾患として注目され始めている「不定愁訴」と呼ばれる原因不明の体調不良です。他にも過食、拒食、食後のおう吐のある子どももいます。自律神経機能を統括している脳の視床下部は、食欲をおさえる細胞と起こす細胞があり、食欲機能の中枢です。ですから睡眠に問題があると視床下部にトラブルが起こり、食事にも問題が出てくるのです。

寝つきの悪さも、このころにあらわれる症状の1つです。早く寝ようと思っても、目が冴えてしまって寝つけません。つい夜ふかしに走ってしまいます。周囲の人は「早く寝ないから朝が起きられないのでしょう？　もっと早く寝なさい」と叱《しか》ります。しかし、すでに体内時計が狂ってホルモン分泌や体温調節が乱れ、身体が眠る状態になっていないので、ベッドに入っても簡単に眠ることができません。

こうした体調不良を身近なものにたとえたときに一番わかりやすいのが、「時差ぼけ」です。時差ぼけは、「睡眠―覚醒リズム」、「ホルモン分泌」、「体温調節」という3つの生体リズムが、一時的に狂ってしまった状態です。海外旅行を経験した方はご存じかと思いますが、この状態に置かれると、説明しがたい体調の悪さ、だるさ、思考力の欠如、眠気、疲労感に全身を支配されます。

時差ぼけでしんどいときに、「業績を上げるための企画書を作成して会議で発表しなさ

図9　17歳、女の子、フクロウ症候群

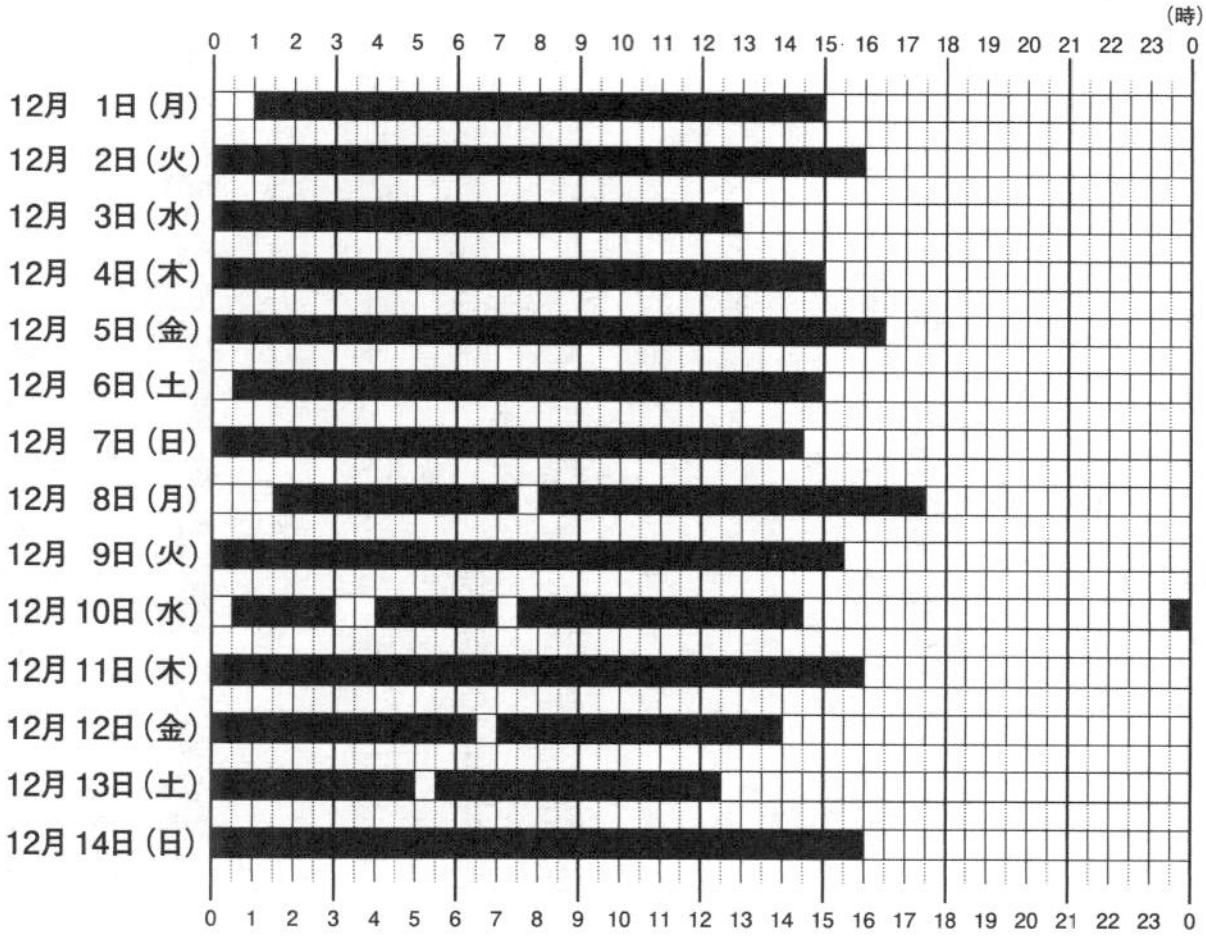

い」とか、「スーパーに買い物に行って夕食の支度をしなさい」などと命令されたらどうでしょう。「少しでいいから横にならせてほしい」と思わず叫びたくなるのではないでしょうか。今や夜ふかしをする多くの学生たちが、これに近い状態にあるといえます。

フクロウ症候群と時差ぼけの違い

図9は、自律神経系の体調不良から次の段階に進行したお子さんの睡眠時間記録です。学校に通えなくなった直後にあらわれやすい過眠型の睡眠障害です。

この女の子のように、朝起きられずに

午後2～4時ごろようやく布団からでてきて、夕方から夜にかけて活動する子どもたちがまるで「フクロウ」のような昼夜逆転の混乱に陥ることから、私はこの状態を「フクロウ症候群」と呼んで注意を喚起しています。なぜなら「フクロウ症候群」と「時差ぼけ」には決定的な違いがあるからです。

短期的な時差ぼけの場合は、単に「睡眠―覚醒リズム」がズレているだけで、「ホルモン分泌」と「体温調節」は、健康な子どもと同じように刻まれています。この時期に予防策を講じれば、1週間もすると睡眠―覚醒リズムも元に戻り、体調は改善していきます。しかし、フクロウ症候群に陥ると3つの生体リズムすべてが噛みあわず、しかも長期にわたって持続します。

ドタキャンと「別人28号症候群」

104ページの図10をご覧ください。これは健康な子どもと、昼と夜の生活が逆転したフクロウ症候群（小児慢性疲労症候群）の子どものエネルギーの状態を比較したものです。

健康な子どもでは、活動と休養のホルモンと神経伝達物質が本来の時間に放出されているので、生活リズムにメリハリがあります。しかも、１００％の力を使って活動できる時間が1日に16時間もあります。昼は学校に行って勉強に励み、放課後はクラブ活動に参加して適度な余暇を楽しみ、夕食後は静かに過ごしてきちんと睡眠をとる生活を送ることができます。夜間に十分な睡眠がとれていると、脳も、気分も、身体もスッキリしていて勉強も頭に入りやすく、人間関係で少々辛い経験をしても適切な判断と対処ができます。

一方、フクロウ症候群の子どもでは、ホルモン分泌も体温調節も大混乱です。元気に活動できる時間がすべてのホルモンと神経伝達物質が出そろう夕方のごく一部に限られていて、ようやく体調が整い始めた夕方でさえ、１００％の力を発揮することは難しくなります。昼ごろまで寝て、夕方にようやく起きてくると、夜半以降はテレビやゲームに興じ、明け方近くになってまた眠る。このような生活を送らざるを得なくなります。

自動車にたとえるならガス欠気味のエンジンを背負ってのろのろ運転をつづけるようなものです。急な坂道を登りきる勢いなんてありません。これではたまたま調子のよいときに交わした約束など守れるはずもなく、結果的に「ドタキャン」が多くなります。

今書いたように、フクロウ症候群を発症すると、午前中は終始寝ていて午後はダラダラ

図10　フクロウ症候群の子どもは力を100%発揮できない

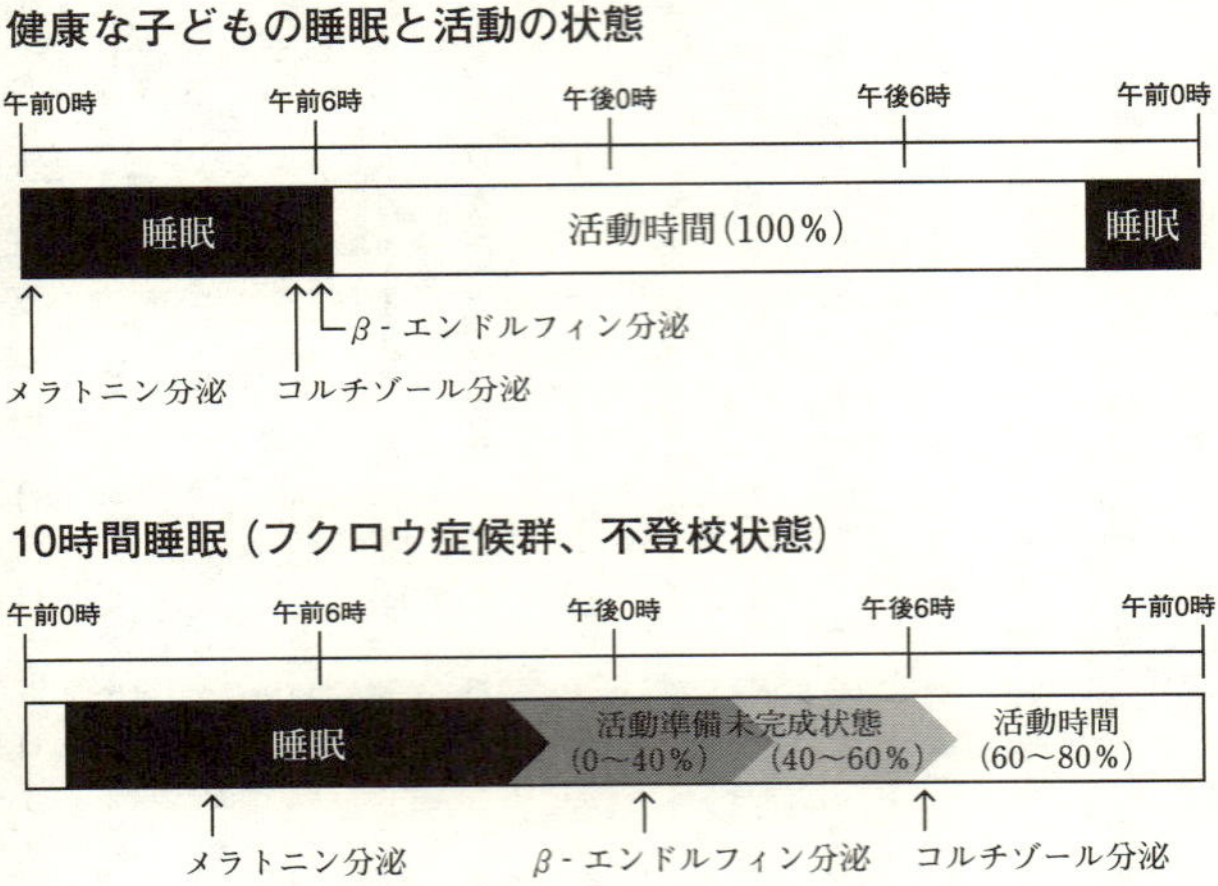

※図中カッコ内の数字は100を最大としたときのエネルギー状態

と過ごし、夕方になって急に元気に動き回るような昼夜逆転の生活が始まります。そのため、私は彼らの状態を「別人28号症候群」と表現して保護者の皆さんに説明するようにしています。同じ日の中でもまるで別人のように心身の調子のアップダウンが激しくなります。ある母親は、「とても静かなお子さんね」と言われるかと思うと、「元気でやんちゃなお子さんね」と言われたりして、会う時間によって子どもの評価が二分すると話してくれました。ちなみに、彼らが寝ているときの様子は、言葉は少々乱暴ですが、「バットでなぐっても起きない」といわれるほど深い眠りにあります。

子どもの疲労・倦怠を示す9つのステージ

ここで皆さんにみていただきたい指標があります。これは、健康な心身で学校生活を楽しめる「0」から、寝たきり状態に匹敵する「8」まで、子どもの疲労・倦怠を9つのステージに分けたものです。睡眠障害がもっとも顕著な症状としてあらわれる「疲労・倦怠」を9つのステージに分類して、その兆候を捉える「めやす」にしています。

私がこの指標を使って講演会や学校指導で保護者の皆さんにお願いしているのは、とにかく子どもの疲労を「2」まで押しあげないこと、できれば「0〜1」の状態を維持できるような生活を送っていただきたいということです。

〈子どもの疲労・倦怠の9つのステージ〉

0. 通常の学校生活ができ、制限を受けることなく行動できる。

1. 通常の学校生活ができ、授業も頭に入るがしばしば疲れを感じる。

2．通常の学校生活ができ、授業も頭に入るが心身不調のため、しばしば休息が必要（頭痛・腹痛・だるい・疲れる・気分不良・微熱・保健室訪問・遅刻増加・帰宅と同時に寝てしまう、など）。

3．心身不調あるいは何となく、月に数日は登校できず、自宅にて休息が必要である（1日／週、数日／月の休みの出現、学習意欲の低下）。

4．心身不調あるいは何となく、週に2日以上は登校できず、自宅にて休息が必要である（休む日の増加、集中力低下、記銘力低下がみられる）。

5．まったく登校できず集中力低下や記銘力低下がみられるが、外出は可能である（とくに午後・夜間）。

6．まったく登校できず集中力低下や記銘力低下がみられ、外出もできない。

7．まったく登校できず集中力低下や記銘力低下がみられ、身の回りのことはできるが、日中の50％以上は就床している。

8．身の回りのこともできず、終日就床を必要とする。

（小児慢性疲労症候群研究班制定、2004年、東京）

なぜなら健常とフクロウ症候群の境界線、つまり、「予防」で何とかできる段階と、専門的な「治療」が必要になるステージの境目が、「2」にあるからです。「2」の状態を甘くみて放置し、休養をとらない生活を長期間つづけ、さらに現代人なら誰にでも起こり得る先の7つの出来事が加わると、ある日突然大きな変化が訪れます。それまで短かった睡眠時間が約10時間の過剰睡眠に180度転換し、朝まったく起きられなくなります。

でもこれは、単に「寝不足」から「寝過ぎ」に変わっただけと一蹴できる話ではありません。第2章で述べたように、ヒトは身体が疲れるから眠るのではなく、脳の働きを保つために眠ります。ですから、情報処理能力を維持できないほどの頑張りと睡眠欠乏があまりにも長くつづくと、脳自身が「もう無理です。これ以上の負荷は受け入れられない」と判断して働きを制限してしまうのです。

これは脳が自身の能力を最大限に活《い》かす方向に向けていた力を、自己防衛に向けた瞬間です。そうなると、脳はまるで周囲からの刺激を完全にシャットアウトするように、自分の殻に閉じこもってしまいます。

これが、長期間の短眠の後に訪れる過剰睡眠ではないかと私は考えています。私が診察室で出会う彼ら（の脳）は、ことさらに「休むこと」を欲しているようにみえます。起こされても、起こされても起きられず、起床時刻はとうとう午後になり、結果として学校に行けなくなります。こうした昼夜逆転の生活が始まるころには、体内時計もほぼ混乱状態に陥っていて、自然回復を待つことは困難です。

小児慢性疲労症候群の発症メカニズム

まとめの意味も込めて、ここで概日リズム睡眠障害による小児慢性疲労症候群が発症するプロセスを、少し専門的に解説しておきます。

1. 短時間睡眠と自律神経系の不調

まず、夜ふかし・遅寝の生活習慣やストレスによる体内時計の夜型シフトから寝つきの悪さが起こると、夜間の睡眠時間が減って睡眠欠乏状態になります。脳の働きを守ってくれるはずの睡眠が慢性欠乏に至ると、脳のシナプスや神経細胞たちは労働過重となって情報処理能力が低下します。情報処理能力の低下は、脳時計が存在し、なおかつ自律神経系

図11　17歳、男の子、睡眠時間が少しずつズレる非24時間型リズム睡眠障害（不規則型含む）

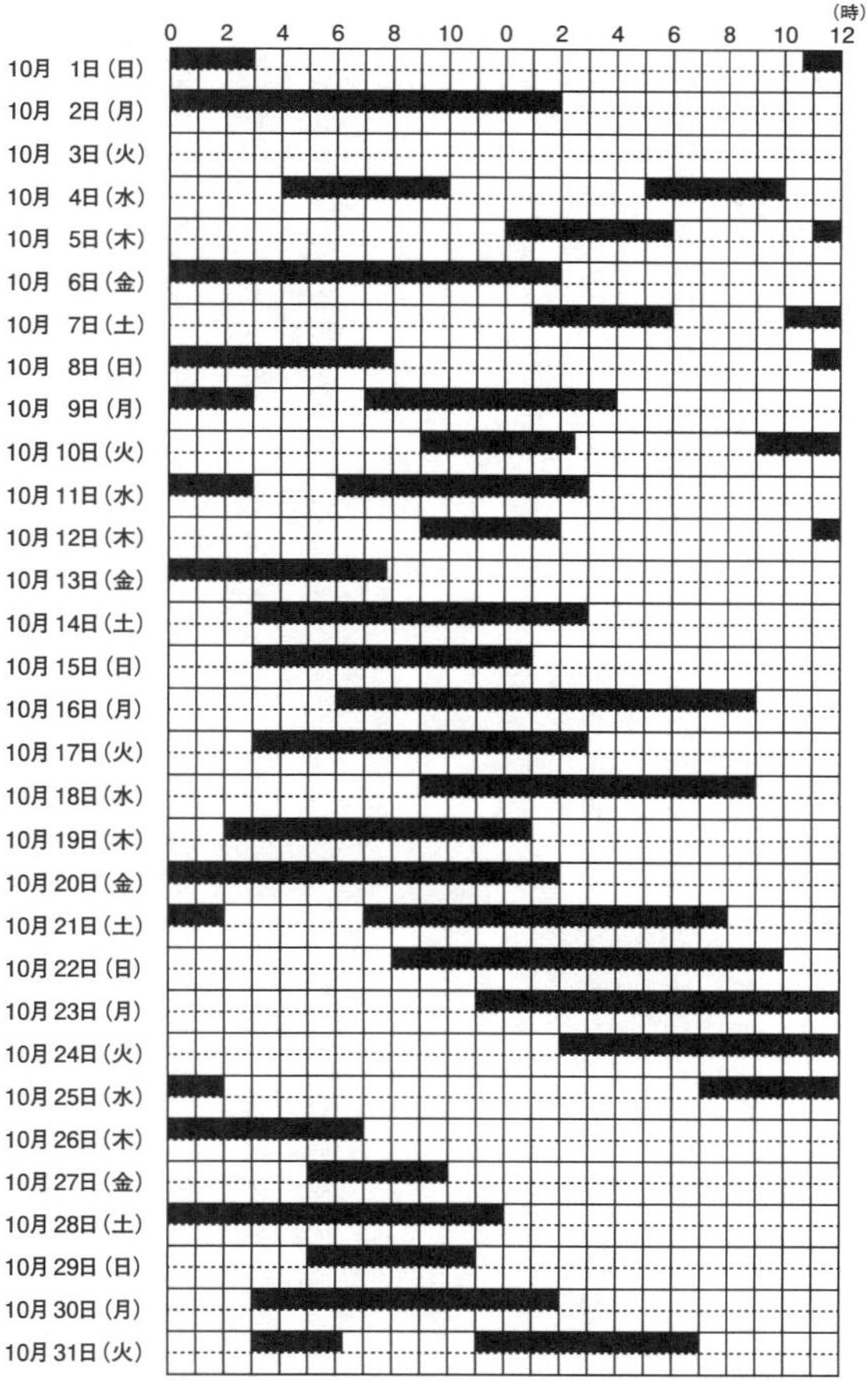

出典：『フクロウ症候群を克服する』三池輝久、講談社、1997年

の中枢でもある視床周辺でも起こりますから、生命維持装置ともいえる生体リズム（睡眠―覚醒リズム、ホルモン分泌、体温調節）の変調を招き、呼吸、筋肉、臓器に悪さをして全身不調があらわれます。眠気、頭痛、微熱、めまい、手足の冷え、胃の張りなどです。

また、慢性的な睡眠欠乏はエネルギー生産工場であるミトコンドリアの働きも悪くするので、子どもの生命力そのものが低下します（ミトコンドリアは全身の細胞1つひとつにあって、エネルギーを産生する働きをもっています）。持久力も失われて疲れやすくなり、1日の生活が満足に送れなくなります。

2．過剰睡眠の後の、昼夜逆転

それでも子どもの脳は短眠に耐え、重圧の処理に奔走しつづけているとします。しかし、いよいよ脳機能が短眠に耐えきれなくなり、また極度のストレスにも耐えきれなくなると、短眠から一転、10時間以上の長時間睡眠が始まります。このとき脳機能の低下と体内時計のシフトが起こるので、その子がもともともっている24時間12～30分リズムが頭をもたげ、地球時間である24時間リズムが維持できなくなります。生活リズムが混乱して昼夜逆転が始まります。

3．高次脳機能の低下

症状がさらに悪化すると、最終的には大脳皮質が関係する高次脳機能（言語、知覚、注意、判断、記憶、情動など）が疲弊して、意欲、表現力、判断力、記憶力が低下します。ここに、脳機能全体として混乱が生じ、自分で自分の状態を測り知ることが難しい混乱状態ができあがります。

私が本章のはじめに、いじめ、親子関係、学業不振など、これまで不登校の原因とされてきたものはそのきっかけであり、この問題の本質は慢性的な睡眠欠乏を基底とする小児慢性疲労症候群であると述べたのも、こうした理由によるのです。

フクロウ症候群が悪化すると……

フクロウ症候群が悪化するとどのような症状があらわれるのでしょうか。前項の「3．

高次脳機能の低下」における特徴的な3症状を挙げてみます。

1．判断力や記銘力が低下する～ひどいときはひらがなを読むのも難しくなる～

1つ目は、自分の考えをまとめて相手に伝えることができなくなることです。頭がぼんやりしていて、すっきり考えがまとまらない、言葉が出にくい。また、記銘力や判断力が低下します。私の病院には、「最近、調子はどうかな？　どこか痛いところはあるかな？」といった簡単な質問にさえ答えられない子ども、言葉は悪いのですが「自分はだんだんバカになっていく」と言って不安を感じる子どももいました。

この頭がすっきりと動いてくれない状態を調べるために、私は「かな拾いテスト」を使って脳の前頭葉の働きを調べました。「かな拾いテスト」は患者の注意の持続を調べる際に用いられる課題の一種で、すべてひらがなで書かれてある物語を読み、「あ、い、う、え、お」の母音のところに丸をつけて（かなを拾う）、同時に物語の内容も覚えてもらうテストです。母音は全部で60個あります。この検査は、前頭葉機能の一部である短期記憶や集中力の状態を反映するといわれています。簡単ですので、皆さんも一度試してみてください。

〈かな拾いテスト〉

問い：次の、かな文の意味を読みとりながら、同時に「あ・い・う・え・お」を拾いあげて○をつけてください。制限時間は2分です。

むかし　あるところに、ひとりぐらしのおばあさんが　いて、としを　とって、びんぼうでしたが、いつも　ほがらかに　くらしていました。ちいさなこやに　すんでいて、きんじょのひとの　つかいはしりを　やっては、こちらで　ひとくち、あちらで　ひとのみ、おれいに　たべさせてもらって、やっと　そのひぐらしを　たてていましたが、それでもいつも　げんきで　ようきで、なにひとつ　ふそくはないと　いうふうでした。

ところが　あるばん、おばあさんが　いつものように　にこにこしながら、いそいそとうちへ　かえるとちゅう、みちばたの　みぞのなかに、くろい　おおきなつぼを　みつけました。

「おや、つぼだね。いれるものさえあれば　べんりなものさ。わたしにゃ　なにもないが。だれが、このみぞへ　おとしてったのかねえ」と、おばあさんは　もちぬしが　いないかと　あたりを　みまわしましたが、だれも　いません。

「おおかた　あなが　あいたんで、すてたんだろう。そんなら　ここに、はなでも　いけて、まどに　おこう。ちょっくら　もっていこうかね」

こういって　おばあさんは　つぼのふたを　とって、なかをのぞきますと……。

（出典：『いたずらおばけ』イギリス民話、瀬田貞二再話、福音館書店、１９７８年）


このテストを13歳から16歳の中・高校生２００名にトライしてもらったところ、年齢に関係なく、平均で40個程度の母音がピックアップされました。

ところが、疲労感の強い13歳から18歳までの子どもの場合、年齢に関係なく平均して30個程度の母音しか拾いあげられず、話の内容もよく覚えることができませんでした。ある16歳の男の子は、わずか9個の母音しか拾いあげることができず、話の中身もまったく記憶していませんでした。

学校に通わなければならない子どもたちにとって、一番困るのは、新しいことが覚えられなくなることです。言うまでもなく、学生の本分である勉強が手につかなくなるからです。残念なことに、生体リズムが完全に狂ってしまった子どもの大多数に、持続力、集中力、判断力、認知力の低下がみられます。そうなると自分の考えがまとまらず、言葉がスムーズにでてこないので、思っていることを口にだして相手に伝えることができません。私が出会った不登校状態の子どもの多くが「なぜこのようになったのか自分でもまったくわからない」と答え、質問のしかたを変えてみても「わからない」と困惑します。この状態では広範囲の脳機能において疲労に伴う低下があり、人生を考えるにはあまりにも混乱し、不適当な状態に陥っていると考えられます。

こうしたことから、不登校状態の子どもはしばしば「発達障害」と診断され、障害によるコミュニケーション不全の末に不登校になったのだと誤解を受けやすくなります。私の研究では、小児慢性疲労症候群における脳機能低下の原因は、前頭葉や視床の神経細胞が元気に活動するために欠かせない脳の血流の悪さが一因であることが判明しています。この状態が、彼らの脳の働きに何も影響しないとはとても思えません。

2. 生涯つづくかもしれない「疲れやすさ」

2つ目は、極度の疲労感や倦怠感です。一度フクロウ症候群に陥り、生体リズムが混乱して昼夜逆転の生活を経験した子どもの半分以上に、最終的に厄介な問題が残ります。それはエネルギーを生産する能力が低下したまま回復せず、疲れやすい状態が将来にわたって延々とつづく状態です。これを専門用語で「易疲労性《いひろうせい》」と言います。

この状態が数年から数十年持続してしまう人たちもいます。休養をとる、治療を受けるなどして少し意欲が戻ってくると、大多数の子どもが「何とかしなければ」とあせりますが、少し頑張るとすぐにまた疲れがでてしまうので、何をやっても長つづきしません。

小児慢性疲労症候群は、薄皮をはぐように改善傾向を示すため、回復には非常に長い時間を要します。ところが、周囲の後押しや本人の希望的観測によって必ずしも十分に回復していない状態で早期の復学を試みようとするケースがほとんどです。そのため本人の不安感は強く、極めて強い恐怖感にも似た緊張を伴う活動にエネルギー消耗が予想以上に激しくなり、多くが挫折《ざせつ》を経験するのです。

3．自己否定など性格が変わる

1、2の症状がひどくなると、自分は生きている価値のない人間だという思いにかられる子どももいます。漠然とした不安感が心を支配し、孤独感や焦燥感、挫折を繰り返しながら自己否定感が消えなくなるのです。自分のことが好きになれず、人に会うのも辛く、家に閉じこもりがちです。自己評価も低く、情けない思いが強かったり、生きていても面白くないと感じたりする状態があらわれていて、身体的にも、精神的にも極めて辛い状況に追い詰められます。まるで「うつ」のような精神状態は症状としても重く、あまりにも長い間つづきます。その重苦しさは家族でも理解するのが困難で、本人でなければわかりにくいことだろうと思います。

親の目にも、異変は伝わります。どうも子どもの性格が以前と少し違ってくるのです。以前は社交的で笑顔の絶えなかった子どもが身勝手な振る舞いをしたり、イライラして乱暴な態度をとったりします。

ところで、このほど「就寝時刻が遅い若者はうつ病になるリスクが高い」ことを示す論文が、睡眠専門誌『スリープ』（2010年1月1日号）に掲載されました。ニューヨークのコロンビア大学のメディカルセンターの研究チームが約1万5000人の高校生、大学生を対象に行った調査によると、日常的に深夜0時以降に就寝しているグループは、午後10時までに就寝しているグループと比べてうつ病になるリスクが24％、自殺を考えるようになるリスクが約20％も上昇していました。さらに、睡眠時間が5時間以下の若者ではうつ病になる割合が71％、自殺を考えるようになる割合が48％も高いという高率の結果が示されました。成人ではすでに短眠による生体リズムの崩壊がうつ病や生活習慣病を発症させる確率を高めることは知られていましたが、元気で活力にあふれているはずの若者でも命を危険にさらすことが実証されたのです。

アメリカで発見された慢性疲労症候群

私は1980年代後半から約30年、4000人を超える不登校やひきこもりの子どもたちを診察してきました。彼らの症状が、1988年にアメリカで報告された「慢性疲労症候群（Chronic Fatigue Syndrome: ＣＦＳ）」と酷似しており、アメリカ国立疾病防疫センターが提示した診断基準に当てはまる例が多く含まれていたことから、私は不登校・ひきこもりと慢性疲労症候群の関連性について「中枢神経系の疲労に伴う機能低下が基本的病態」と報告し、今日の治療と研究に役立てています。

慢性疲労症候群の発見は、１９８４年アメリカ、ネバダ州のインクラインという村で起こった風邪症候群の集団発生の後、十分な治療期間を過ぎても長期におよぶ微熱、強い倦怠感、脱力感、頭痛、不眠などを訴える患者が多発し、社会復帰ができない人が２００名ほどにも達したことに端を発しています。その後の調査や検証によってアメリカでは１９８８年に慢性疲労症候群の基準が設定されました。日本でも大阪大学の木谷照夫《きたにてるお》教授（当時）らの疲労調査研究班が１９９１年に発足して以降、原因不明の強度の疲労が６カ月以上継続する病気（子どもの場合は3カ月以上）として知られています。

健康な人の場合、日常の活動でエネルギーが使用されている間も別のエネルギーが生産され補充されるので、持続的に活動することができます。ところが、慢性疲労になるとエネルギーの生産ができず、補充されないため、エネルギーは使われると枯れてしまい、わ

図12　14歳（不登校）、女の子、睡眠相後退症候群

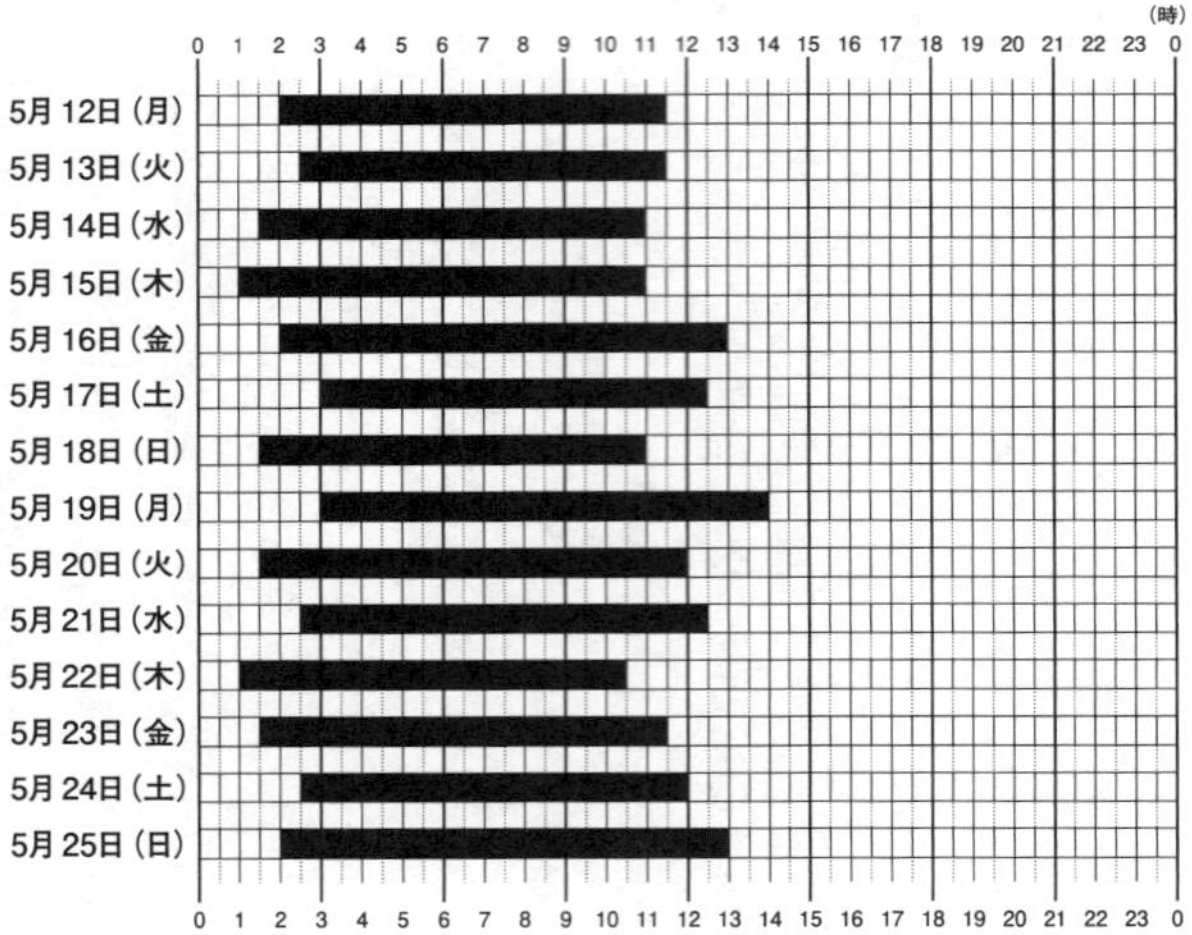

解説：不登校の子どもの約80％がこのタイプになります。眠りにつくのはほぼすべて翌日以降で、午前0〜6時まで様々です。一度眠ると途中覚醒はありませんが、10時間程度眠っているので、起床時刻は昼を過ぎてしまうことも珍しくありません。この睡眠障害は世界的に知られた難治性のもので、治療に時間がかかります。原因の1つに、当の本人に睡眠障害の自覚が乏しく、治したいという意欲がもてないことが指摘されています。この状態が起こる前の子どものほとんどが睡眠の質の低下や睡眠時間を削る頑張りの生活歴（睡眠欠乏）をもっています。

ずかな運動でもすぐに疲れてしまうのです。わずかな運動とは、移動したり、電車に乗ったりするなど、健康な人にとってはどれも些細《ささい》と思われる行動です。

小児慢性疲労症候群の子どもたちは生体リズムの乱れが持続するのが一般的です。体調がよい時期があるかと思えば悪くなり、また調子が戻ってくるというような周期性を示しながら、徐々に慢性疲労の状態ができあがっていきます。私が診察してきた子どもの多くは、速やかに眠りにつきたいのに眠れず、朝は元気いっぱいに起きて登校したいのに脳が働かず、動けたとしてもすぐに疲れてしまうという状態に苦しんでいました。ひどい場合は、トイレに行くのも苦労するほど、日常生活を送ることが困難になります。

ひきこもりの4割が昼夜逆転生活

現在、全国にいる不登校児童生徒数は、小・中学校11万7458名、高等学校5万6292名、計17万3750名と発表されています（「児童生徒の問題行動等生徒指導上の諸問題に関する調査（平成23年度）」文部科学省）。

また、ひきこもりの若者は全国に約70万人、ひきこもりと結びつきやすい「ひきこもり親和」と呼ばれる人たちも155万人いるといわれています（「若者の意識に関する調査」内閣府、平成22年）。そして、ひきこもりのうち、小学校から大学の間に不登校になった子どもは61・4％にのぼっており、不登校がひきこもりと結びつきやすいことは明白です。さらに、彼らの問題行動としてもっとも多く挙げられたのが、「昼夜逆転」（41・1％）でした（「『ひきこもり』対応ガイドライン」厚生労働省、平成15年）。

これらはどれをとっても看過できる数字ではありません。結果的に不登校・ひきこもりを引き寄せる危険性のある子どもの概日リズム睡眠障害は、日本の将来を考えると大変重い課題であり、私たち一人ひとりが改めて生活のあり方を見直さなければならない社会問題であると私は思っています。

ヒトは体内にある時計を社会生活で用いている地球時計に調整して生きる生き物です。人々に共通する地球時間でもって、学校なり、遊びなり、社会生活を営んでいます。ですから、個人の体内時計に狂いが生じて制御できなくなると、他者との共同生活に必要な社会時計に合わせた生活、具体的にいうと、昼間は学校へ行って、夜は家で休むという生活を送ることが難しくなります。つまり、小児慢性疲労症候群を引き起こす概日リズム睡眠障害の問題の根幹は、「個人時計と社会時計のズレ」にあるのです。

ショッピングに行けて、学校に行けない脳

私が子どもの睡眠障害に取り組み始めたころから常々感じてきたことがあります。それは、「ヒトの脳は、自身の働きを守ることを第一に考えて行動しているのではないか?」ということです。脳は、何らかの原因により自分の身に危険がおよんでいることを察知すると、「自分の身を最優先に守るような反応を示すようになる」からです。不登校状態に陥る直前の子どもが、突如、何時間も眠りつづける過眠状態に陥るのは、脳の最重要使命が「能力活用」から「自己防衛」に切り替わったその証《あかし》でしょう。すべての基準は「脳が自分の身の安全をどれだけ守れるか」に集約されます。つまり、ストレスを受けない「快」の状況では活動に参加できますが、脅威を感じるような「不快」の状況では活動に参加することができません。

彼らをみていると、まるで身体のどこかにスイッチがついていて、当事者にとっての快・不快を絶対の基準としてON・OFFを使い分けているように思えてきます。脳がス

トレスを受けにくい「快」の状況とは、要は遊ぶことです。ショッピングや遠足、友だちとのおしゃべりなどです。

一方、脳が脅威を感じる「不快」の状況とは、親や教師による登校刺激や学校生活です。これまで必死で勉強やクラブ活動、人間関係に耐えてきた子どもたちの脳は、そのことに疲れ果てていますから、さらに負荷がかかるような状況には応えることができません。どんな手を使って刺激されても、脳は自動的に自身の働きを抑制しようとします。ですから、「気持ちを強くもて」といった精神論や根性論ではもはや太刀打《たちう》ちできず、この時期に必要なのは何よりも「休養」と「治療」ということになります。

だからといって、子どもたちは必ずしも登校を拒否しているわけでも、学校嫌いでもありません。むしろ学校が好きだったりします。昼夜逆転から夜遊びなどの非行で補導され、家族に連れられて私のところにきた男子中学生は、「本当はしっかりと学校に行く生活をしたいのに、なぜかこうなってしまった」と泣いていました。

彼らの言動はなまけやわがままといった「都合のよさ」に映ります。家族が寝ている夜はゲームなどに興じて何らかの活動ができるのに、人との約束では体調の悪さからドタキャンを連発し、「学校に行きたい」と言いながら努力もせずにやりたいことだけしている（ようにみえる）からです。

しかし、残念なことに、彼らの「脳」は長期間休むことを許されない頑張りの生活による慢性疲労から生命力を落としており、「ただ現在を生きるため」の必死の努力の極みにいます。学校社会への参加を求めているのになぜできないのかという「自己矛盾」に満ちた休養で、自己防衛による命の保護をつづけているのです。

「なまけ」「弱い」となじられる彼らですが、30年近く子どもの変化を見つめつづけてきて感じるのは、子どもの概日リズム睡眠障害は、いつの間にか浸透していた夜型社会、ストレス社会を背景とする現代病の一種ではないかということです。子どもから大人まで、ヒトの生命活動の源である睡眠の役割を見直すとともに、「自己責任」というにはあまりに過酷な彼らの真の病態と心のうちをどうか理解してやってほしいのです。

本章の最後に、現在、私が行っている睡眠治療を紹介しながら小児慢性疲労症候群の予後（見通し）について書くことにしましょう。

図13　14歳（中学３年生）、女の子

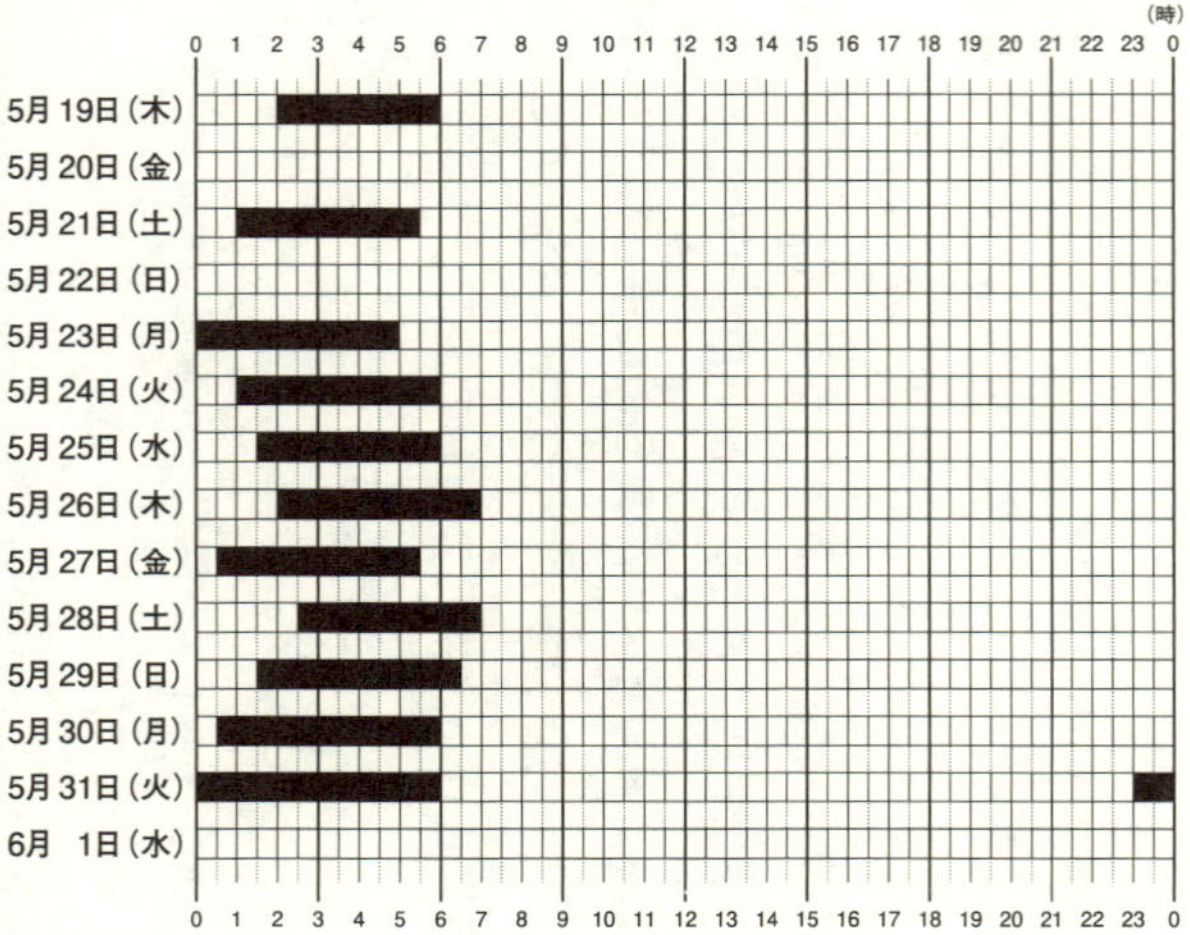

治療ケース（中学3年生、女の子）

中学校3年生のKさんは成績もよくテニス部に所属していました。2年生の終わりごろ、部活の運営に関する問題から部員のいじめともいえる嫌がらせを受けるようになりました。そのころKさんは、家人に、だるさ、疲労感、腹痛を訴え、さらに夜の寝つきが悪いとこぼしています。

幸い3年生に進級するころには、いじめ問題は解決したのですが、相変わらず寝つきの悪さは残ってしまい、入眠時間は毎日その日を越える状態が持続してい

図14　睡眠相後退症候群と小児慢性疲労症候群

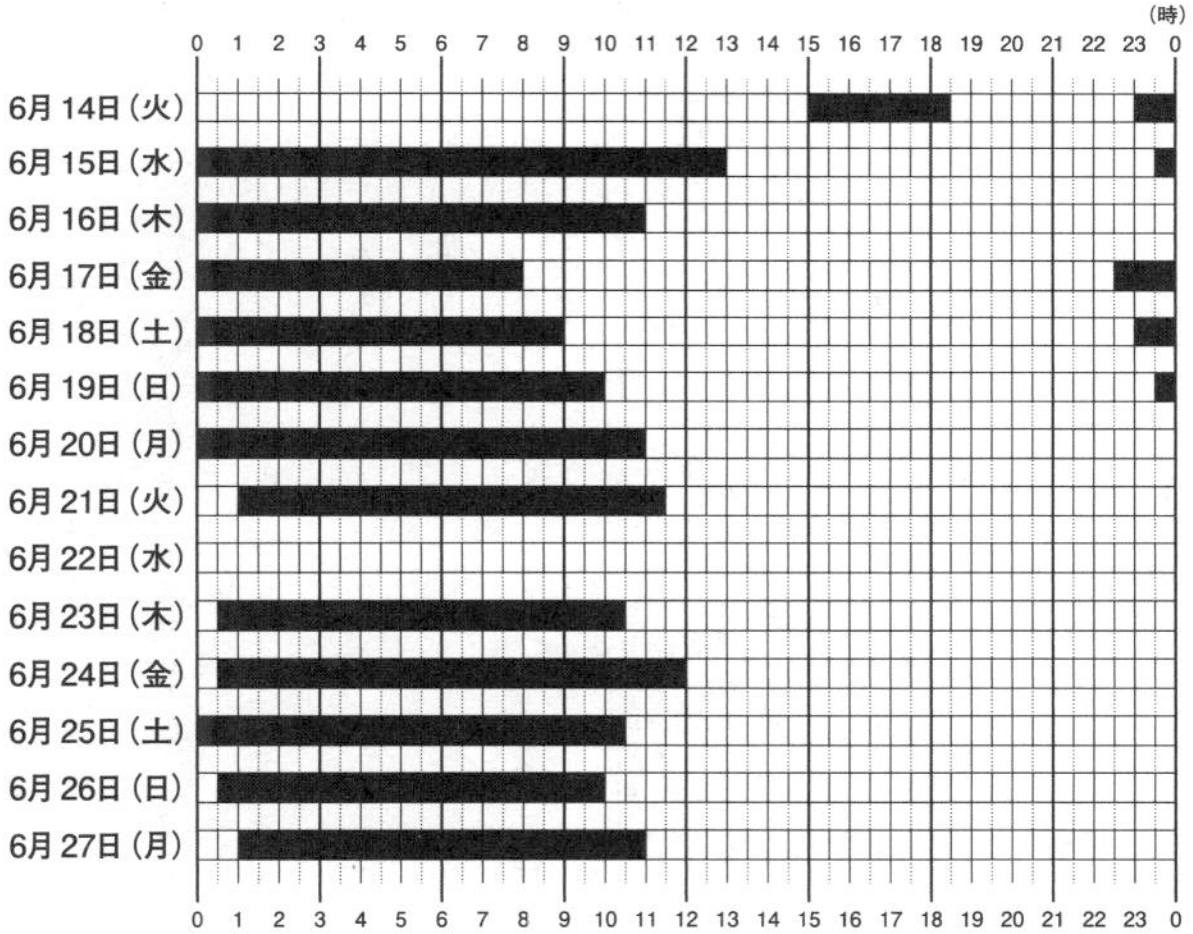

ました。図13はそのころの睡眠時間記録です。5月20日（金）と22日（日）は寝ておらず、6月1日（水）の記録はありません。

それでも毎朝6時には起床して部活の朝練に通うなど、はた目にはとくに変わりのない元気な生活にみえたといいます。しかし睡眠時間は毎日4、5時間程度で、この年齢で推奨される8時間（最短でも7時間半が必要）には遠くおよばない短眠になっていました。

連休を過ぎても相変わらずこの生活が持続していましたが、6月の小テストに向けてKさんは徹夜でテストに臨んでしまいました。テストがあった日、学校から帰宅すると、眠さのために夕方3時間半ほど眠ってしまいましたが、その日は夕食を食べいつもより早めの夜11時に入眠しました。ところが翌日、いつもは家人が声をかけるとすぐに起きてきたKさんはなかなか目を覚ましませんでした。母親が起こすことをあきらめたため、Kさんが起床してきたのは午後1時を回ってからでした。そのときの睡眠時間記録が127ページの図14です。6月22日（水）の記録はありません。

以後、図に見られるようにKさんは家人がどのように起こす努力をしてみても一向に起きあがることができず、不登校状態に陥りました。学校生活を一見元気にこなしていたKさんの不登校状態は、徹夜をきっかけにわずか1日で起こってしまいました。

受診時のKさんの訴えは、朝が起きられない、起床後の気分の悪さ、腹痛、眠気の持続でした。検査後の私の診断は、睡眠相後退症候群と小児慢性疲労症候群です。「現在の健康状態はなまけではなく、とても学校生活をつづけられる状態ではない」ことを本人と家族に伝え、短期間の入院による検査が必要との説明をしました。検査の結果として深部体温などに問題があることを説明すると、Kさんはよく理解してくれたので、生活リズムを改善する環境調整と同時に薬物療法を行いました。私はご家族に「自分で起きて来るまで起こさない、無理に登校させない、しかし起床後に気持ちが学校に向いたときには登校させてもいいですよ」と提案をしました。学校側にもこの点を伝え、無理な登校刺激は控えていただくようにしました。

薬物療法として、メラトニン1・5㎎、塩酸クロニジン75㎍を夜9時までに服用し、入眠時間を夜10時までに設定することにしました。問題が生じてから受診までの期間が短かったこともあったと思いますが、Kさんは数カ月後には朝8時までには起床することが可能になっていました。

しかしそれでも同じクラスに復帰することは難しく、自宅療養を強いられました。本人にもあせりはありましたが、高校入学までリセットのチャンスを待つことにしました。幸い、希望の高校に合格することができ、1学期間色々と苦労はありましたが、「1年生の夏休みまではこころして摂生するように」というアドバイスを守ってくれて、その後の高校生活を楽しむことができるところまで回復しました。

治療ケース（大学生、男性）

現在21歳のT君。進学高校の2年生の2学期から朝起きることができなくなりました。午後から登校するなど、何とか出席日数を保つよう努力していましたが、ついに出席日数が不足したために留年が決定してしまいました。大学受験を目標にしていた彼は「藁《わら》にもすがる」思いで当科を受診します。このとき彼は朝4～6時ごろに入眠し、午後2～4時ごろに起床するほぼ昼夜逆転の生活リズムを送っていました。

血液検査などでは、通常肝臓などの障害を示すγ-GTPの濃度が低値で、食物アレルギーが疑われるという所見以外とくに異常はみられませんでした。ただ、入院後に行った検査では、深部体温が平坦でリズムが消失しており、通常なら朝3～5時にもっとも低くなるはずの最低体温が、数時間遅れて朝8時ごろにみられます。ホルモン分泌も、眠りをうながすメラトニン分泌のピークが朝6時（正常では深夜0～2時）、元気の元となるβ-エンドルフィンは午前11時過ぎ、コルチゾールは午後6時をピークに分泌されていました。

この2つのホルモンと神経伝達物質の分泌時間は、正常では朝6時ですから、5～12時間

（半日程度）のズレが生じています。

入院後は、高照度光治療や低温サウナ療法を中心とした治療に、クロニジン（カタプレス）、四環系抗鬱剤《こううつざい》（テトラミド）といった薬物療法を用いて入眠導入と睡眠持続を図りました。高照度光治療は、深部体温が上昇し始めた後から行うもので、7000ルクスほどの明るい光を浴びることでメラトニンの分泌をおさえるとともにズレて遅くなっている分泌時間を早めることができ、睡眠—覚醒リズムを元に戻す働きがあります。私が勤務する兵庫県立リハビリテーション中央病院・子どもの睡眠と発達医療センターでは、この高照度光治療と、体温を上げ自律神経機能や免疫機能を回復させるための低温サウナ療法を中心に薬物療法を加えた治療を行っています。

治療の結果、T君は朝7時ごろには起床が可能となり、入眠も夜9～10時の間に可能な健康的な生活を取り戻しました。しかし、問題は睡眠時間が9、10時間程度と長いことでした。「本当の回復」は、睡眠時間が7、8時間になる状態と考えられるからです。

また、入院すると子どもたちはすぐに元気になるのですが、少し元気が戻ってくると、本人も、家族も学校復帰ができるものと思うようになる傾向があります。しかし、長期間離れていた学校へ戻ることは生やさしいことではありません。何度も学校復帰をトライした結果、うまくいかなかったT君は、前の高校に戻ることを断念し、高卒認定試験を受けて大学受験に臨むことになりました。でも、高卒認定試験合格後も受験勉強を始めたい気持ちが強いもののなかなか手につかず、塾にも通うことができない状態で自宅生活をつづけました。高校卒業の年齢になっても思うような集中がつづかず、現在は大学受験勉強を断念して勉強したかった経済学を学ぶために通信制大学に入り頑張っています。

復学の条件――何をもって「回復」とするか――

小児慢性疲労症候群を経験したお子さんの社会復帰には、意外にも「時間」がもっとも有効な処方となります。男子大学生のT君の症例でも触れたように、当科に入院した子どもたちは、規則正しい生活を送ることで、比較的早く回復の兆しをみせます。これで「治った」と思う方も多いのですが、自宅に戻れば元の不規則な生活が待っています。以前と同じ生活を送ってしまうと、再び同じような症状に悩まされます。ですから治療の最終的な目的は、「学校に早期復帰することではなく、本人が納得できる生活を送ることができる健康状態を回復すること」であると私は考えています。それには、次の3つの必要条件が整ってはじめて、将来について具体的に考える段階に到達したといえます。

1. 日常生活リズムの復活

社会復帰の条件の1つ目は、毎日、学校社会に参加するための時間に自分で起きることができ、食事がとれ、必要な行動が可能で、夜の入眠がスムーズであることです。またこの繰り返しが毎日可能であることが必要です。

2. 学習意欲があり、実際に勉強が頭に入ること

教科書を広げると気分が悪くなる、まったく学習意欲がわかない、勉強しても頭に残らないなどの状態ではむしろ状況を悪化させます。このような状態では、復学しても学力向上は望めないでしょう。学校へ通うことの目的は、交友関係の充実もさることながら、一番は学ぶことです。学校に行って、ただ机の上に教科書を開いて座っているのではなく、新しく教わったことを記憶し、学習できる状態になっておくことが大切です。

3．複数人の中に入っていき、コミュニケーションが図れること

朝、本人が最初に教室にいて、その後徐々にクラスメイトがやって来る状態は耐えられても、数人の中に自分が入りこむのは緊張を強めるため、極めて難しいのが一般的です。社会復帰には複数人の中に加わってコミュニケーションが図れる状態が求められます。

発症の時期と予後

不登校状態は、その状態に至る経緯や重症度でその後の生活に大きな幅があります。学校生活ができていて、週に1日休む日が出てきた程度の時期の発症では、早めの治療で元気な状態に戻ることができる可能性も高く、逆に時が経つと回復に時間がかかります。ですから、不登校状態がしっかりと確立してしまう前に手を打つことが大切です。ちなみに、「午後から登校できているので不登校ではない」と誤解する人がいますが、朝、定時に学校に行けない状態は明らかに不登校の状態です。

一般的には、小学校低学年で不登校状態が確立すると、その後の学校生活が中学・高校

を通して著しく阻害されてしまいます。

小学校高学年で登校できない状態が生じると、残りの小学校生活、中学校生活の3年間も恐らく自宅で過ごすことになる可能性が高くなります。

中学校で不登校状態に陥ると、恐らく中学校への早期復帰は困難になります。しかし、学校に戻れなくとも高校入学への準備ができます。たとえ3年間の中学生活がほとんどできない状態でも、生活リズムを整えておけば高校生活が送れる可能性は高いのです。

このように、小学校高学年から中学までに起こった不登校状態は「高校生活が人生のリセットの時期にあたる」ため、逆手にとればそれは大きなチャンスになり得るということです。「学校に戻すこと」のみに心を砕かず、ゆとりをもって「その時」がくるのをじっと待てば、いつか希望のもてる時期がやってきます。まずは、朝起きられる生活リズムを整えて、学校以外の施設を活用した社会生活を心掛け、高校生活に向けて準備を整えてみてはいかがでしょうか。

高校生における不登校は、大学受験があってもあせらずに勉強に集中する力が戻るまで、自分にできることをしながら、高卒認定をまず取得して次のチャンスを待つのが望ましいと私は考えています。

小児慢性疲労症候群は、休養時間が十分でなく、家族や学校関係者など周囲の人々が、子どもの状態への理解が乏しく、当事者も自身の問題をよく理解できていないと再発率が高くなり、学校社会への復帰も遅れます。「学校に帰すことのみが最終目的ではない」ことを念頭に、ゆっくりと回復を待つ「時間」という処方を受け止めるしかないようです。

長年の臨床経験から、ご家族にとって、子どもを救う方法のほぼ唯一の結論があります。それは、「私たちには理解できないが何か重大な問題が子どもの身体に起こっているのではないか。そうでなければ日常生活に支障がでるほどの混乱を抱えるはずはない」という思いです。そこを出発点に、「どのように社会が子どもを非難しようと私たちは子どもの現在を理解し、理不尽な非難から守る」という強い意志と根気がいると実感します。復帰一辺倒で子どもの実態と離れた対応をすれば、ますます子どもを追い詰める結果になりかねません。子どもの状態の理解の先に、体調をしっかりと把握して、無理のないように留意して暮らせば生活していけるという希望がみえてくると私は考えています。

第4章　睡眠時間記録をつけよう

自分の睡眠は自分で評価できる

小児科医として、また長年子どもの睡眠研究に携わる専門家としていえることは、「睡眠障害は、治療より予防のほうが圧倒的に簡単である」ということです。

とはいえ、私たちは意外と自分の睡眠の状態を自覚していないものです。だいたいの就寝時刻、起床時刻は知っていても、生活のリズムまでは把握していない人が多いようです。

そこで登場するのが「睡眠時間記録表」です。本書で紹介する睡眠時間記録表は、私が診断の補助ツールとして活用しているものですが、学校現場における集団規模の睡眠実態調査でも大いに活躍しています。睡眠時間記録表は、「眠っていた時間」と「起きていた時間」を2週間記録するだけで、総睡眠時間、質・リズム、時間帯を可視化でき、何をどのように改善すればよいのか具体的にみえてきます。誰でもできる簡単な作業です。ぜひ皆さんもチャレンジしてみてください。

それでは、睡眠時間記録表の活用方法を学びましょう。

睡眠時間記録表の見方

まず、「睡眠時間記録表」の見方から説明します。表の見方はとてもシンプルです。140、141ページの図15をみてください。縦軸は日にちをあらわしています。横軸は1日の時間をあらわしています。左端の午前0時（深夜12時）から右端の午前0時まで、1日を30分ごとに区切っています。黒く塗りつぶしているところは「眠っていた時間」、白いままのところは「起きていた時間」をあらわします。

記録期間は2週間です。最初は少し長いと感じられるかもしれませんが、つけ始めると色々な発見があって楽しくなり、あっという間に過ぎてしまいます。それに、もし途中で普段の生活と違う予定が入っても、2週間しっかりと記録すれば、大まかな生活リズムはつかめます。表の見方は以上です。

睡眠時間記録のつけ方

睡眠時間記録のつけ方もとても簡単です。眠っていた時間を鉛筆で塗りつぶす。ただそれだけです。図の解説は次のⓐ～ⓕに補足しましたので、表中のアルファベットと対応させながら確認しておいてください。


ⓐこの日は、朝7時に起きて、夜8時に寝ました。

ⓑ記録が取れなかった日は、日付の横の□を■のように黒く塗りつぶしましょう。

ⓒこの日は、夜中の2時から1時間、目が覚めていたことをあらわしています。

ⓓこの日は、昼2時から3時半まで昼寝をしました。

ⓔこの日は、夜9時に寝た後、夜10時半から深夜0時まで起きていました。

ⓕその日の睡眠時間（黒く塗りつぶしたところ）を合計して、表の右端にある「1日の総睡眠時間」に記録しましょう。

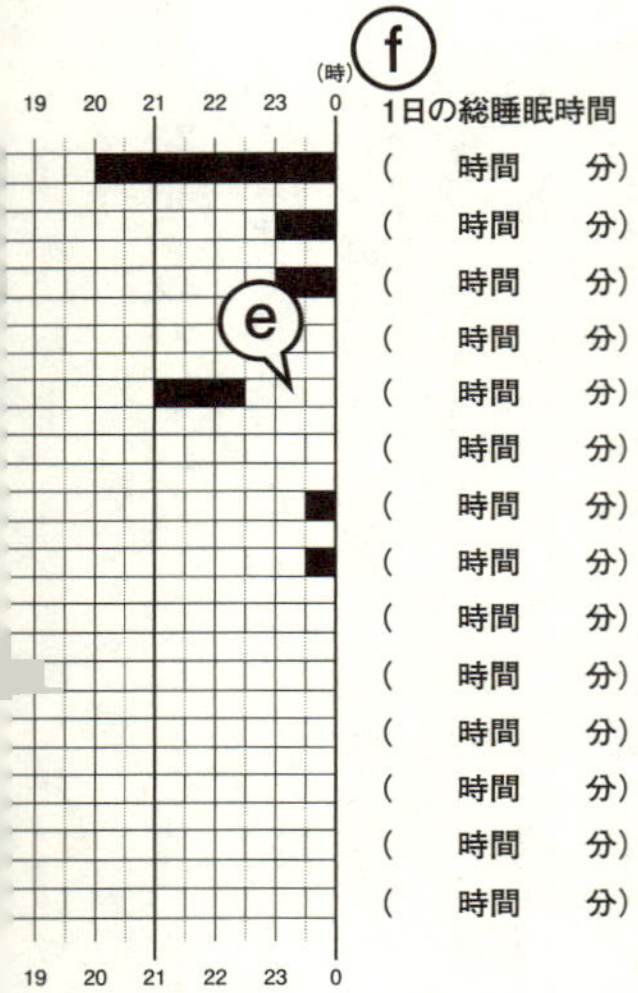

記録期間中は、睡眠時間の過不足、就寝時刻など、細かいことはあまり気にしないでください。記録すること自体が負担になっては意味がありません。

図15　睡眠時間記録表の記入例

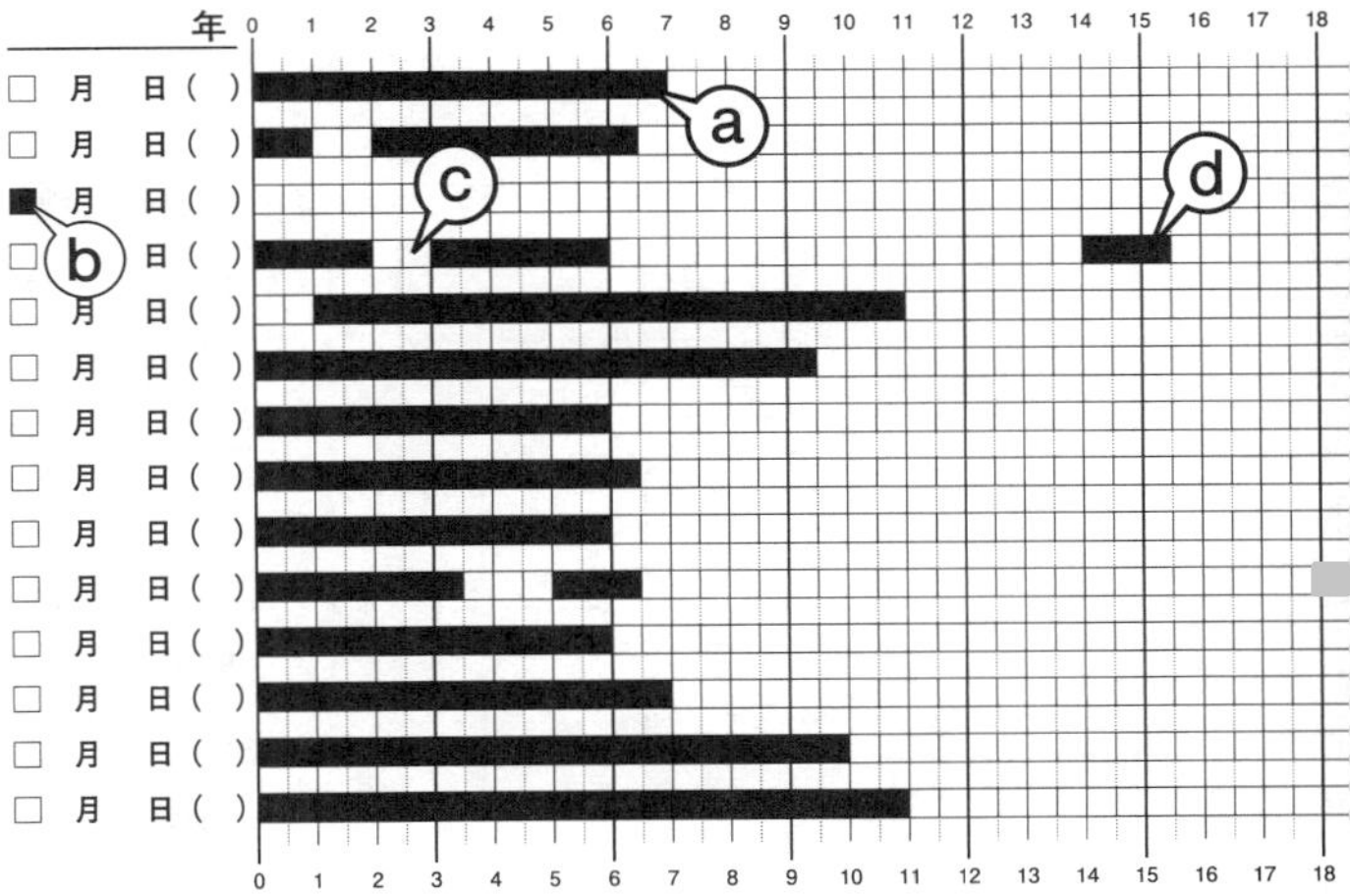

勿論《もちろん》、「改ざん」もいけません。記録するときに一番大切なのは、今の睡眠状態をありのまま記録することです。

それでは睡眠時間記録をつけましょう（紙面の関係上みづらいので、次のページの睡眠時間記録表を拡大コピーするなど記録しやすい工夫をしてください）。

ここからは、2週間の睡眠時間記録をつけたと仮定して話を進めます。

記録でわかる子どもの生活習慣

睡眠時間記録表の活用には、2つのメリットがあります。

最大のメリットは、この紙1枚で記

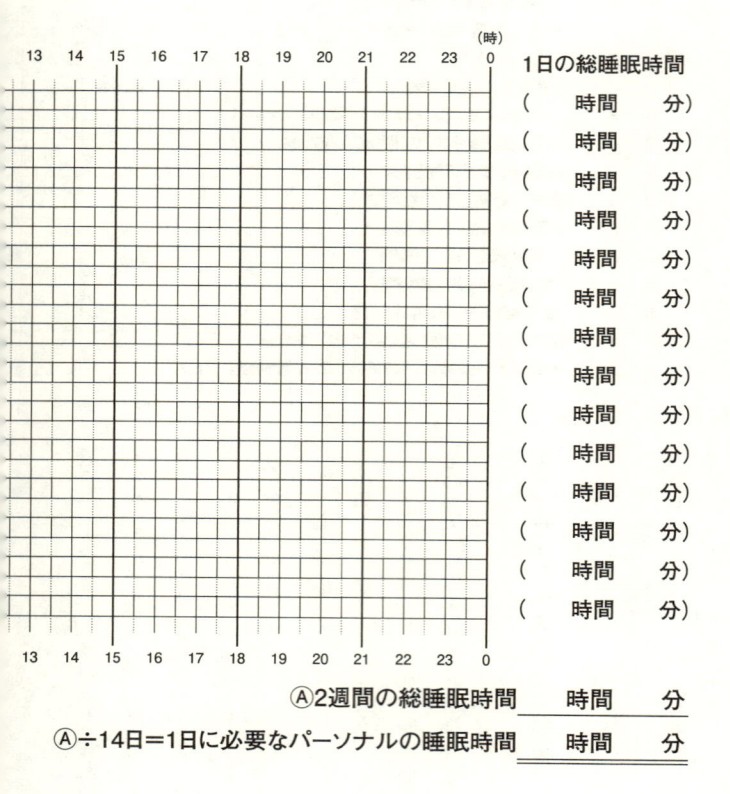

1日の総睡眠時間

（　時間　分）
（　時間　分）
（　時間　分）
（　時間　分）
（　時間　分）
（　時間　分）
（　時間　分）
（　時間　分）
（　時間　分）
（　時間　分）
（　時間　分）
（　時間　分）
（　時間　分）
（　時間　分）

Ⓐ2週間の総睡眠時間　時間　分

Ⓐ÷14日＝1日に必要なパーソナルの睡眠時間　時間　分

睡眠時間記録表（記録用）

年

0 1 2 3 4 5 6 7 8 9 10 11 12

□ 月 日（ ）
□ 月 日（ ）
□ 月 日（ ）
□ 月 日（ ）
□ 月 日（ ）
□ 月 日（ ）
□ 月 日（ ）
□ 月 日（ ）
□ 月 日（ ）
□ 月 日（ ）
□ 月 日（ ）
□ 月 日（ ）
□ 月 日（ ）
□ 月 日（ ）

0 1 2 3 4 5 6 7 8 9 10 11 12

録者の「夜間基本睡眠時間」「リズム・質」「時間帯」がすべてわかることです。一目で整った睡眠リズムか、そうでない睡眠リズムかがはっきりします。睡眠リズムの善し悪しのもっともわかりやすい見分け方は、表の両側（夜）が黒く、中央（昼）に白が集まっているかどうかです。概ねそのようになっていればOKです。大きな問題はありません。

より丁寧にみたいときは、次の①から④の「健康な睡眠の4大特徴」を参考にしてください。左の項目に該当していれば、お子さんの睡眠状態は健康であると考えてよさそうです。乳幼児の場合は見方が複雑なので、小学生以上の見方を示します。

①小学生は午後10～11時がすでに「黒」である。中・高生では午前0時（表の左右）がすでに「黒」である。
②平日は朝7時、休日は遅くとも朝8時には「黒」が終わり「白」が始まっている。
③就寝時刻と起床時刻が、毎日ほぼ一定している。
④夜の睡眠時間中に「白」がない。

健康な睡眠の特徴はこの4点だけです。逆にいえば、「寝る時間が遅い」「睡眠時間が短い」「日によって就寝時刻と起床時刻にばらつきがある」「夜中に何度も目が覚める」ときは要注意です。お子さんにこのような状態が1つでもみられたら、まずは第5章で述べる「家族でできる睡眠改善」を参考に生活リズム改善に取り組んでみてください。

子どものパーソナルの睡眠時間を知ろう

記録表の2つ目のメリットは、「記録者に必要な1日の睡眠時間がわかること」です。

友人や会社の同僚などに、1日どのくらい寝ているのか聞いてみてください。「6時間未満」という人もいれば、「7時間半は寝ないと辛い」という人もいるでしょう。最適な睡眠時間は個人差が非常に大きく、生得的なもの、性別、年齢、職業、季節などによって異なります。ですから、まずもって「自分に必要なパーソナルの睡眠時間」を知ることが、良質な睡眠を作る上での大前提となります。他人の睡眠時間に合わせる必要はありません。

睡眠時間記録表を使ったパーソナルな睡眠時間の割りだし方は極めて簡単です。「1日の総睡眠時間」を全部足して14（日）で割るだけです。このとき大事なのは、子どもたちは休日は起こさず自分で起きてくるまで待つことです。そうしてでてきた数字が、記録者に必要な1日の総睡眠時間です。記録できない日があったときは、14（日）からその日数を引いて計算してください。私の場合は、「1日7時間20分」です。これよりも少ないと睡眠不足気味、多いと寝すぎということになり、どちらも翌日に疲れが残ります。1日の睡眠時間が7時間半程度とれたときは、気分が爽快《そうかい》で仕事もはかどります。

ただし、ここで終わっていては意味がありません。大事なことは、1日に必要な総睡眠時間がわかったら、「最低でもその時間を確保できるように生活を組み立てていくこと」です。仮に、朝7時に起きなければならない子どもが1日9時間の睡眠時間を必要とするなら、逆算して前日の夜10時までに入眠できればよいことになります。夜10時までに眠るためには、何をどうすればよいか、ご家族みんなで知恵を絞っていただきたいのです。

睡眠時間記録表の見方、つけ方の説明は以上です。

ところで、お子さんをおもちの方はご存じかと思いますが、子どもの睡眠は、月齢・年齢ごとにリズムや時間が異なります。そこで本章の後半は、胎児期から高校生までの睡眠の特徴と、その時期の標準的な睡眠―覚醒リズムの図を月齢・年齢ごとに紹介したいと思います。「昼寝」や「授乳」の卒業時期についても言及するつもりです。お子さんの睡眠の良否を見立てる際に役立ててください。

月齢・年齢別、睡眠の特徴

1．胎児期

2008年に発表されたある論文では、胎児は母親の「食事の時間」に合わせて体内時計を調整している可能性が示唆されました。これまで光の届かない胎児は、母親の「光」の環境に合わせて体内時計のリズムを刻んでいると考えられてきたのですが、ラットを使った実験で、ラットの母親の食事の時間をずらすと、胎児もその食事の時間に合わせて体内時計を調整していることがわかったのです。胎児の時計機構の形成には、母親の睡眠—覚醒リズム、それから3食の食事時間が関係しているといえそうです。

妊娠中の女性は、ご自身の健康のためにも、赤ちゃんの健やかな成長のためにも、規則正しい生活を送っていただきたいと願います。

2．新生児

生後1カ月までの新生児の眠りの特徴は、「授乳と排せつで2、3時間ごとに目が覚めては起き、1日に何回も眠るという睡眠―覚醒リズムを示すこと」です。これは、「ウルトラディアンリズム」と呼ばれる新生児特有の睡眠パターンです。この時期の赤ちゃんは、多少の個人差はありますが、1日のうちトータルで16〜18時間は眠っています。

出産直後の母体は「産後の肥立ち」といって身体が妊娠前の状態に急に戻ろうとし、心身ともに疲労のたまりやすい時期です。その中で、昼夜を問わず目を覚ます赤ちゃんの授乳やおむつ換えは大変です。ですが、新生児期ではこの生活リズムが健康の証と思って、母親だけでなく父親も赤ちゃんの生活リズムにできる限りつきあいながら、何とか乗りきっていただきたいと思います。

3．生後1〜3カ月

図16は生後3カ月の赤ちゃんの標準的な睡眠―覚醒リズムです。ヒトは1日24時間12分〜30分の概日リズムをもって生まれてきますが、生後2カ月ごろまでの赤ちゃんはこの

図16　生後3カ月（標準的な睡眠─覚醒リズム）

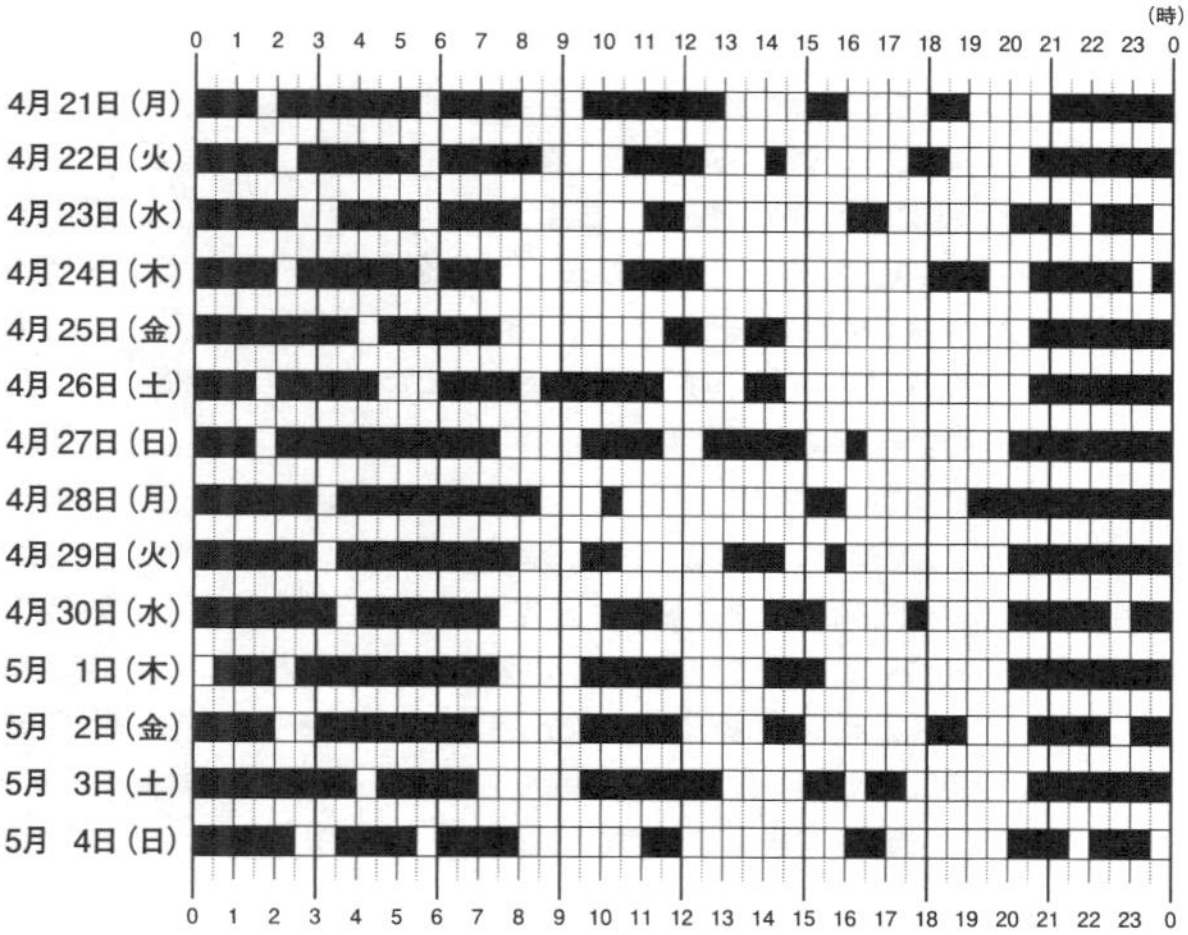

周期に同調していません。そのため1日24時間の周期よりも少し長い生活リズムとなり、睡眠時間が少しずつ後ろにズレて昼夜逆転傾向になる赤ちゃんもいます。

しかし、3カ月ごろになると、「昼は明るく音や光にあふれており、夜は暗くて静か」という社会的な生活時間を背景に、昼と夜の違いが身についてきて、昼夜の逆転が少しずつ減ってきます。朝が来たら起きて活動し、夜が来たら横になって休むというサーカディアンリズムの誕生です。生後1～3カ月は体内時計が24時間周期に移行する大切な時期です。

まだ夜の睡眠中に何度か目が覚めてしま

図17　生後6カ月（標準的な睡眠―覚醒リズム）

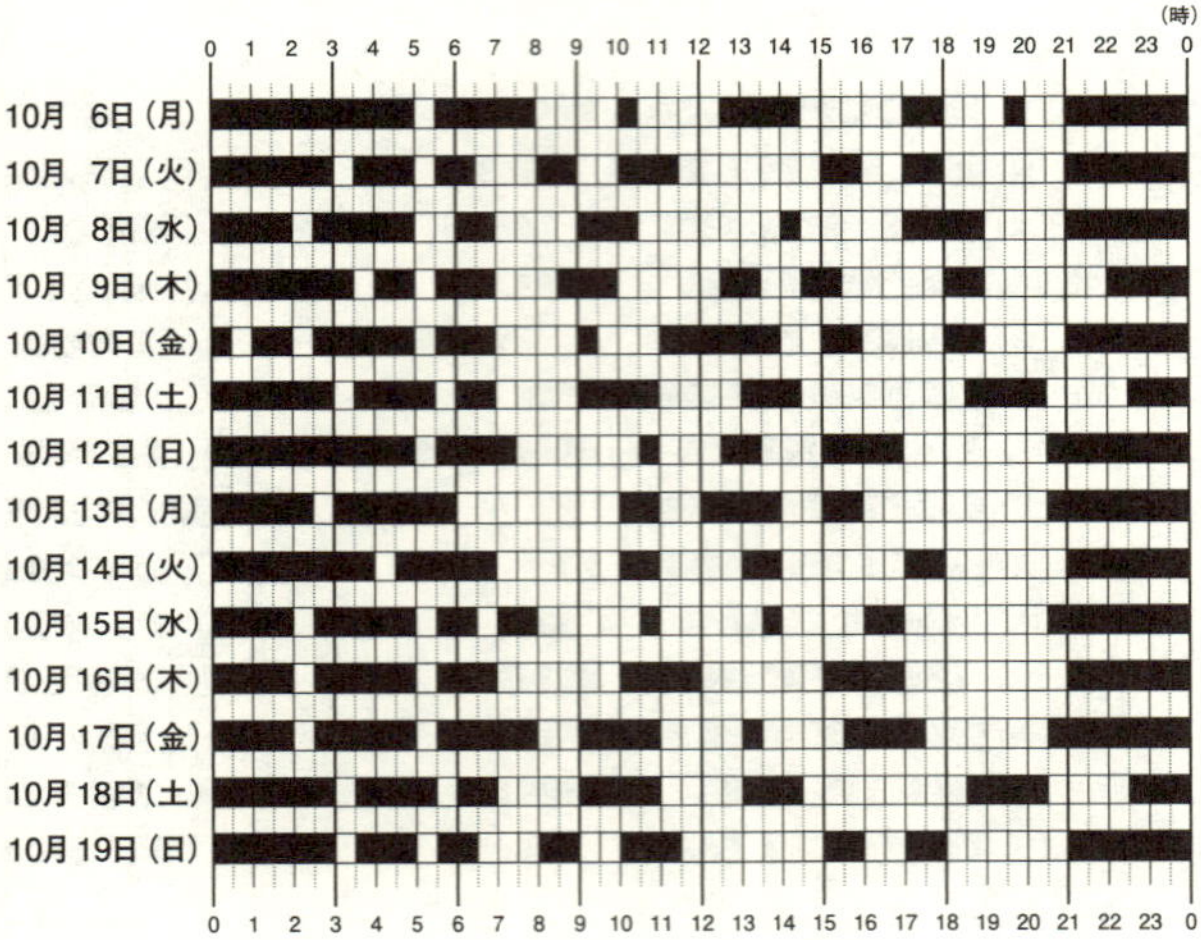

い、日中にも何回かの短い睡眠がありますが、しだいに夜の眠りがまとまってきます。それとともに、昼間起きている時間もだんだん長くなるでしょう。ちなみに1日の総睡眠時間のめやすは15～17時間です。

仮に、生後3カ月になっても眠りにつく時間が遅い、朝から夕方にかけてではなく昼から夜にかけて目覚めている時間が目立つ、睡眠―覚醒リズムが一定しないなど、全体にまとまりがないときはまずこれらを改善するような生活リズムを心がけてみてください。

4．生後4〜6カ月

生後4〜6カ月になると、さらに昼夜の区別がはっきりし、夜の睡眠も長くなって、1日の生活リズムが整ってきます。この「昼と夜の区別ができる」という生活リズムがとても大切です。これが後の学校社会生活の基本となるからです。夜は8時、遅くとも9時には眠りにつき、朝は7時、遅くとも8時には起きるという、就寝・起床時刻の安定した生活リズムを作りましょう。そうすれば、夜だけで10時間程度のまとまった睡眠が確保できます。ぐっすりと眠ることができた赤ちゃんは、翌朝、自分で目覚めるようになるでしょう。1日の総睡眠時間のめやすは12〜13時間です。

4カ月を過ぎると、首もしっかりとすわり、笑い声もよくだすようになります。6カ月にもなると、寝がえりも始まり、知能や運動の発達を確認できます。人生の基礎を作る大切な時期です。昼間は外にでてあやしたりしてしっかりと目を覚まさせ、夜はつとめて静かに眠らせるメリハリのある環境を整えたいものです。

5. 生後7～12カ月

生後6カ月を過ぎると、夜泣きが始まる子どもがいます。夜中に何度も泣いて目を覚ますので、家族は大変です。ただ、次の日に一日中機嫌が悪い、日中ずっと泣いているなどの影響がなければ大きな心配はいりません。

生後9カ月を過ぎると、一度眠ると途中であまり起きないような睡眠のリズムができてきて、図18のように、1歳を迎えるころにはほぼ24時間周期の昼夜リズムに同調します。これに、昼寝を午前と午後にとる睡眠が残ります。1日の総睡眠時間のめやすは11～13時間です。

ところで、出産後の夜泣きが激しくなるこの時期は、とくに母親は子どもの世話で寝不足になりがちです。パートナーの手助けが必要な時期でもあります。父親や家族は母親を助けてほしいと思います。赤ちゃんの夜泣きや頻回覚醒は母親の疲労につながります。現代では、昔と違って核家族が主体ですから、母親と2人きりの生活で部屋に閉じこもった状態がつづくことが多く、ことの外、母親には閉塞感《へいそくかん》が募ります。母親が子どもをむやみに叱りつけたり、イライラしたりする様子がみられるときは、他の家族が休日に子どもと

図18　1歳（標準的な睡眠—覚醒リズム）

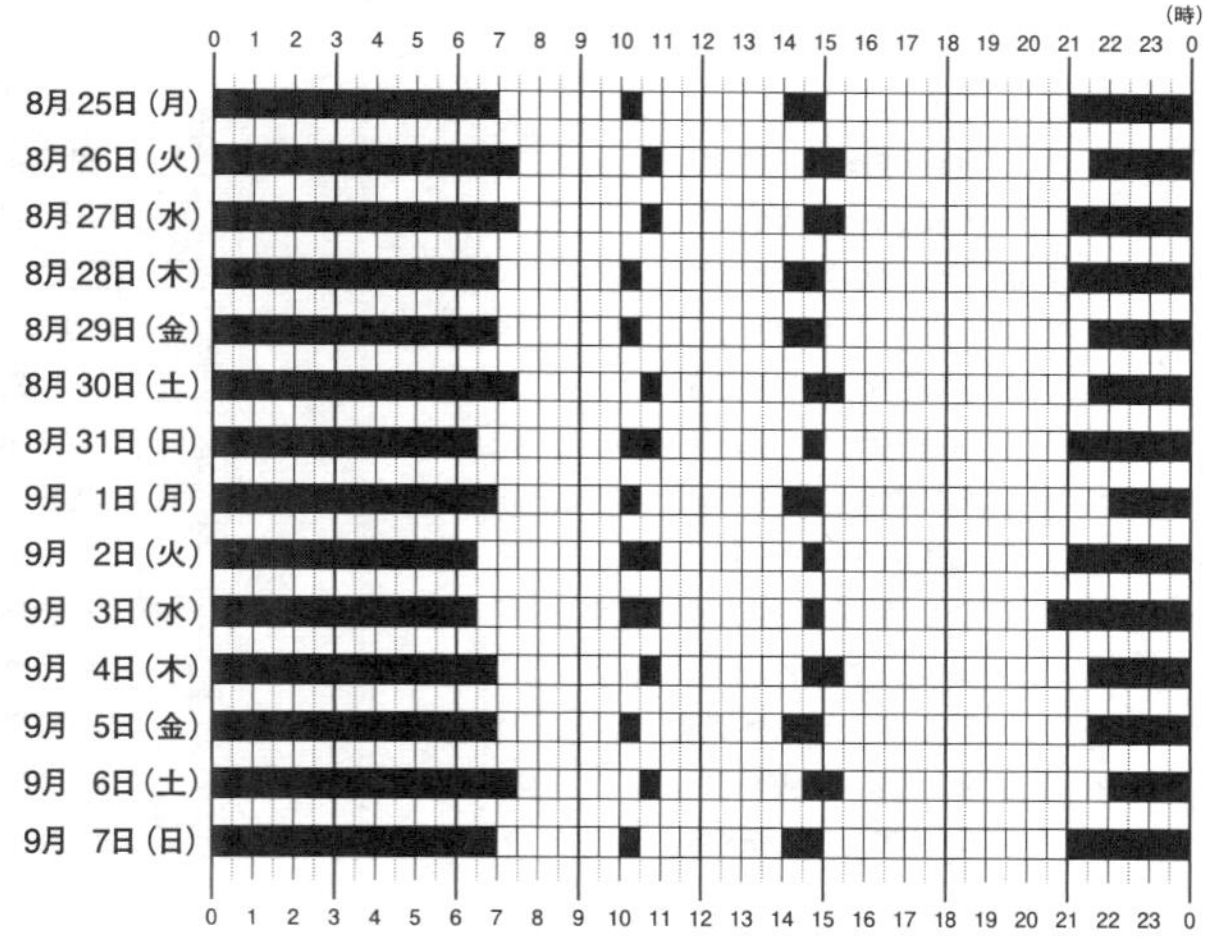

1日遊ぶなど、母親を育児や家事から解放する時間を提供してあげてください。それが母親の疲労を回復させるもっとも効果的な手立てとなります。

6．1～2歳

1歳を過ぎると、眠りはほぼ夜にまとまり、社会生活に必要な24時間リズムがみえてきます。これで昼と夜の区別がほぼ明確になります。この時期は夜の睡眠が10時間ほどつづくのが普通です。一度眠ると朝まで目を覚まさないようになります。これに1～3時間の昼寝が加わって、1日の睡眠時間は平均で11～13時間

図19　1歳6カ月（標準的な睡眠―覚醒リズム）

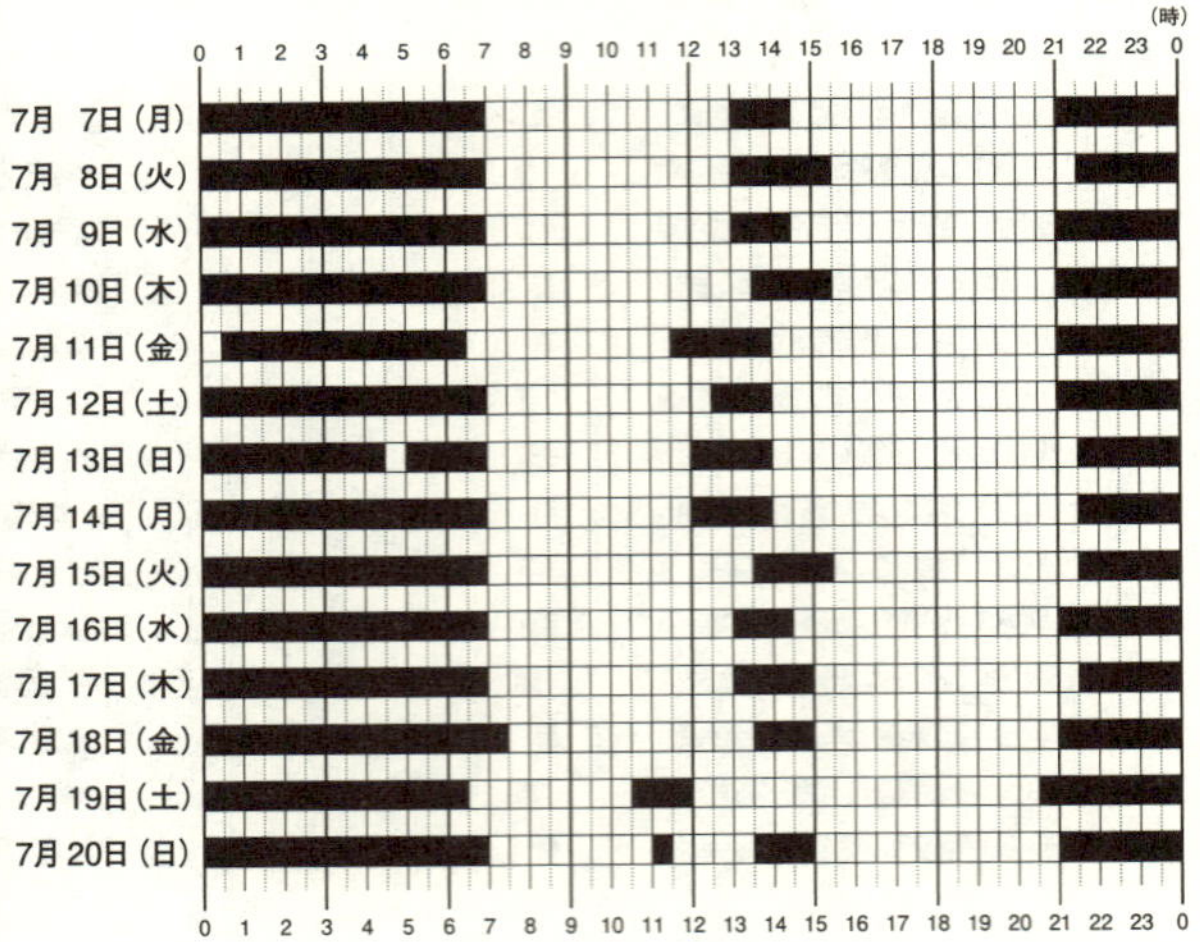

です。昼寝は、時間、回数ともに減っていきながら、昼寝をする時間帯が一定してきます。

夜中の頻回覚醒ですが、夜間に数回目が覚めても、またすぐに眠りに戻るなら、大きな心配はいりません。しかし、1歳半を過ぎても2、3時間で完全に目が覚めてしまうのは少し心配です。神経質になる必要はありませんが、お子さんの睡眠―覚醒リズムに問題があると感じられたら、首のすわり、寝がえり、ハイハイ、歩行などの運動や言葉の出現など、他の発達面にも目立った遅れがないかみてあげましょう。見極めの時期ですが、私は少なくとも1歳半から2歳ごろまでに安定した睡眠リズムが形成できていればOKと考えています。そのころには発語や歩行も落ち着いてきますから、「1歳半から2歳まで」を1つのめやすにしてみてください。仮に、ご家族が規則正しい生活を送っているにもかかわらず、お子さんの睡眠が安定しない、さらに他の発達にも際立った遅れがみられる場合は、かかりつけ医師や発達相談センターなどに相談をしてみてください。

ここで「添い寝乳」について述べたいと思います。ある男の子は、夜中にしょっちゅう目が覚めるということで、1歳3カ月時に当科に来院しました。生活リズム改善、および投薬治療を2週間行いましたが、目立った効果が得られなかったため、私は当初より気になっていた「添い寝乳」の習慣に着目しました。

添い寝乳は、赤ちゃんにおっぱいを含ませながら母親も一緒にうとうとしてしまう、あるいは夜中に起きたときにお乳を口にくわえさせたまま2人とも眠ってしまうことです。習慣になると母子ともに睡眠リズムを崩す場合があることが知られています。出産から1年も経つと、母乳にはほとんど栄養がなくなります。この男の子の場合も治療を一旦中止して、ご家族と相談しながら断乳を敢行していただき、しばらく様子をみてもらうことにしました。そしてお子さんが1歳8カ月を迎えたころに、母親に電話をして経過を尋ねてみました。すると、「断乳を行うとすぐに睡眠が落ち着き、その後の発達は良好で、毎日公園でお友だちと元気に遊んでいます」と嬉しい報告を聞くことができました。

この経験は、とくに睡眠リズムが混乱しやすい子どもでは、添い寝乳が夜中の睡眠の質の悪さを助長する原因の1つになることを実感させてくれるものとなりました。1歳半を過ぎても添い寝乳の習慣があって、夜中に何度も目を覚ますときは、添い寝乳がまとまった眠りを邪魔しているかもしれません。思いきって「断乳」を決行してみてください。

さて、1歳半、遅くとも2歳までには、次の習慣を身につけさせたいものです。これは2歳以降、できれば10歳ごろまで望ましい睡眠習慣として覚えておいてください。

①就寝時刻は夜8時か夜9時までに、起床時刻は朝7時に自分で勝手に起きてくる。
②昼は起きている時間が長く、夜は朝まで覚醒せずしっかりと眠る（基本10時間）。
③寝る時間と起きる時間が概ね一定している。

乳幼児期は、安定した睡眠のリズムをしっかりと作ることが何より大切です。仮に、朝7時に起きさせたいなら、逆算して夜9時までの入眠が理想です。本当はもっと早い就寝が望ましいのですが、現代社会ではこれ以上の早寝は難事業でしょう。しかし、少し厳しい言い方をすると、2歳児の就寝時刻が夜11時を回るなどというのは小児専門医として受け入れがたい時間です。

7．3～6歳

3歳以降は、ひと晩ぐっすり眠ると、夜中の頻回覚醒はかなり減ってきます。夜中に目を覚ますようなことがあっても、またすぐに眠ってしまいます。子どもの睡眠リズムがかなり安定してきた証拠です。1日の総睡眠時間のめやすは10～12時間です。

図20の子どもは、毎日の就寝時刻と起床時刻がほぼ一定しています。また、昼寝の時間も安定していることから、しっかりとした生活リズムが確立できているといえます。3歳なら夜の10時間睡眠と昼寝の1～2時間を足して、1日の総睡眠時間が11～12時間であることが理想です。図20の子どもの1日の総睡眠時間は平均して11時間12分でした。この子

図20　３歳６カ月（標準的な睡眠―覚醒リズム）

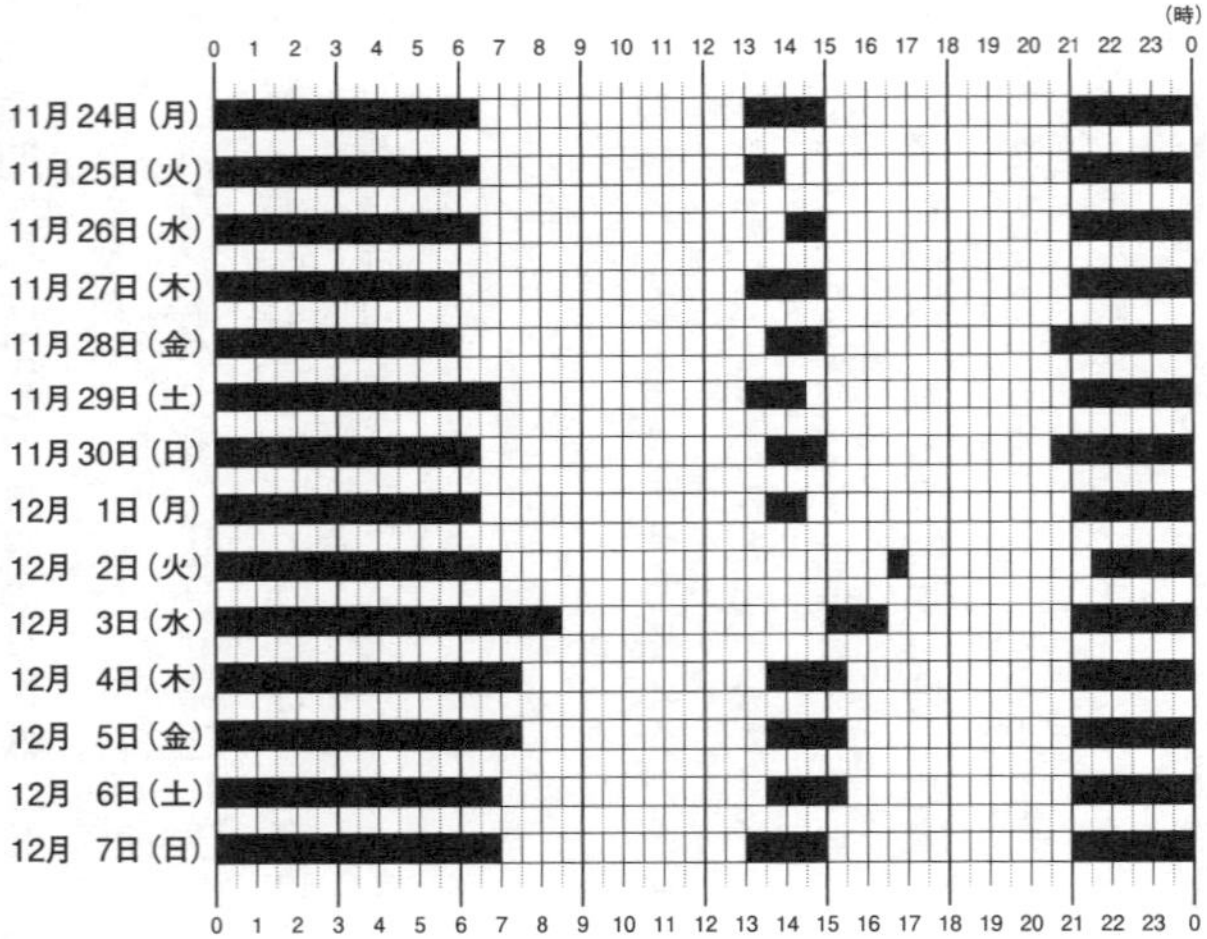

の場合、毎日少なくとも11時間半程度の睡眠は確保したほうがよいことになります。この年齢なら1日12時間の睡眠時間があってもおかしくありません。

図21のお子さんの1日の総睡眠時間は平均して10時間30分です。もうすぐ小学校に入る年齢です。登校するためには、遅くとも朝7時には起きなければなりません。逆算すると夜8時30分には布団に入る必要があります。昼寝のない生活をつづけるなら、その分少し早めに布団に入れるような、前倒しを考えた時間の使い方を教えたいものです。

ここで、4、5歳ごろまで残る子ども

図21　5歳（標準的な睡眠—覚醒リズム）

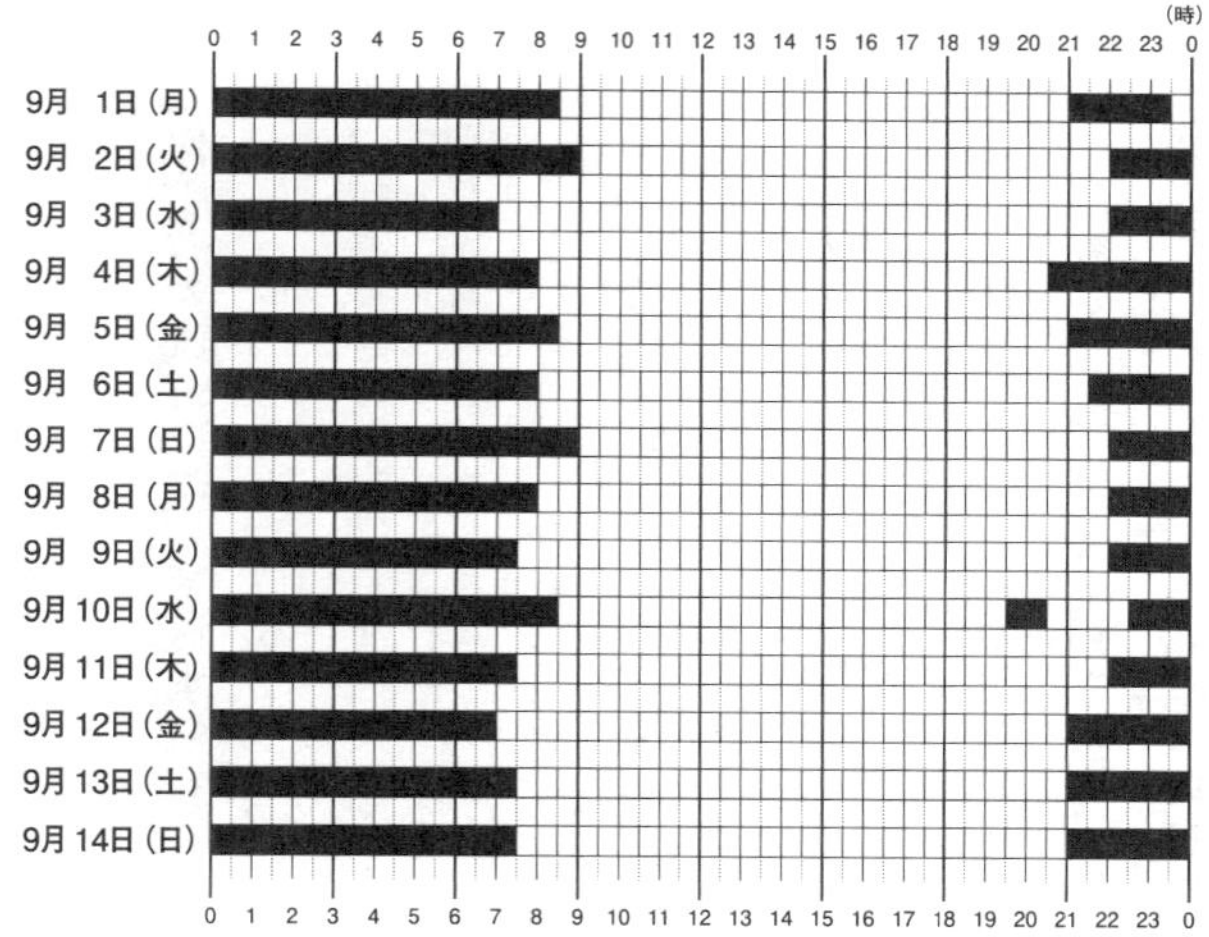

の「昼寝」について私の考えをまとめておきます。

午後2時ごろにあらわれる眠気（いわゆる昼寝）は、サーカ・セメディアンリズム（概半日リズム）と呼ばれる年齢・人種を問わず自然に起こる生理的な現象です。幼い子どもにとって、昼寝は当然のものであり、悪いことではありません。

一方で、保育園や幼稚園での社会生活を考えるときに、昼寝をたっぷりとると夜眠れなくなり、遅寝が習慣づいてしまうとの理由から、昼寝の時間を作らないように指導している園もでてきました。また、年長児ともなると眠りたくない子どもが増えてくるのも事実です。この昼寝の是非について、私自身は次のように考えています。

まず、保護者の就労によって区別される保育園と幼稚園には、当然のことながら生活リズムに違いがあり、同列に論じることはできません。保育園の場合、働いている保護者が夕方早くに帰宅できるとは限りませんから、現実問題として、子どもは早く眠りにつくことが難しい生活環境にあります。保育園児の昼寝は、サーカ・セメディアンリズムによる生理的なものというより、睡眠不足をおぎなう眠りになっている可能性があります。午前睡も午睡もさせないでいると、子どもは眠気に耐えきれなくなって、とんでもない時間に眠り始める可能性があります。入眠時間の一定しない眠りは体内時計を混乱させる原因ですから、理由があって夜の9時までに入睡させることが不可能で睡眠が不足しがちな子どもの場合、昼寝はあったほうがよいと思います。一方、幼稚園児の場合は、夜間の睡眠時間を基本にして昼寝を調整するのが望ましいでしょう。

同時に、ご家庭でも、早寝早起きの生活リズムを作っていただく努力をお願いしたいものです。夜ふかしをする子どもが登園時に眠そうで、行き渋りがみられることはよく知られています。これでは元気に集団生活を楽しむことができません。私の調査研究では、夜ふかし・遅寝に陥りやすい最初の時期に「乳幼児期」があることがわかっています。

また、夜型生活で朝起きるのが苦手な状態、睡眠不足を昼寝でおぎなう状態は、小学校入学とともに登校を辛くさせる可能性を高めます。私はこれを「小1ギャップ」と呼び、小学校入学までに昼寝がなくても夜間の睡眠で1日の睡眠時間が充足する生活リズムの安定につとめるようお願いしています。そのためには夜遅くのテレビやDVDの視聴は控えて休日にする、きょうだいで夜遅くまで遊ばせないなど、早寝早起き型の生活リズム作りを工夫してみませんか。

8．小学生以上

健康な小学校低学年の睡眠記録は、図22のようになります。この子の場合、小学校入学と同時に昼寝はほぼなくなっています。週の全般を通して起床時刻は一定しており、就寝時刻も悪くありません。元気な学校生活を送っていると考えていいでしょう。できればこのお子さんのように、平日、休日ともに就寝時刻と（自ら起きてくる）起床時刻が安定し

図22　小学校２年生（標準的な睡眠―覚醒リズム）

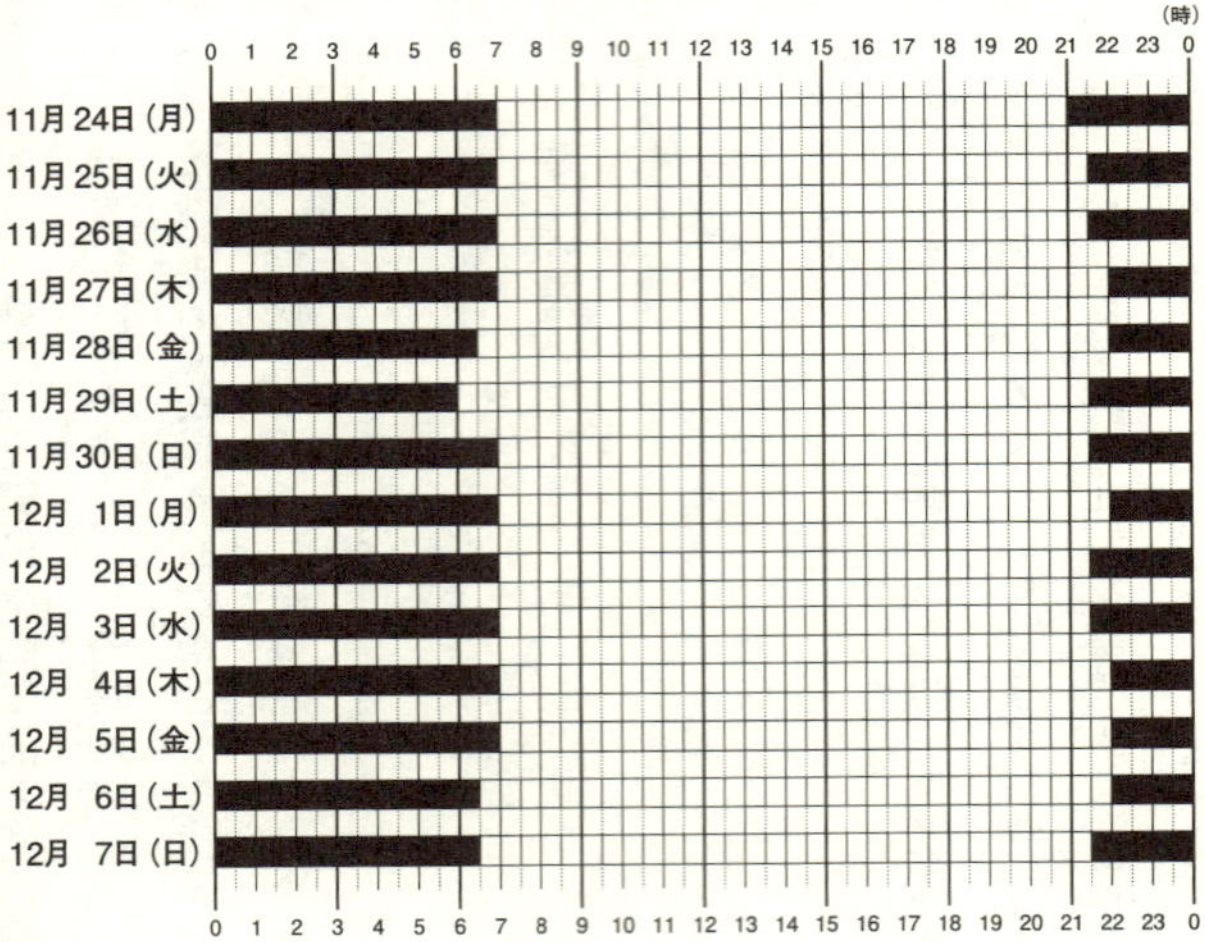

ていることがベストです。小学校低学年の1日の総睡眠時間のめやすは9時間半〜10時間、小学校高学年で8〜9時間です。なお、このサンプルが基本となり、これより若干遅く寝るのが健康な中学生、高校生の睡眠リズムです。

最後に、子どもが出合う「夜ふかしの4関門」を述べて本章を締めくくりましょう。

要注意！「夜ふかしの4関門」

私の睡眠実態調査では、保育・幼稚園児から中学生まで、子どもの睡眠には、夜ふかし・遅寝に陥りやすい「関門」が少なくとも4つ待ち受けていることが判明しています。4関門は1つでも多く経験すると、後の発達、成長に害を与えやすく、日常生活に支障がでやすくなります。

1つ目の関門は、「乳幼児期」です。この時期は家族のライフスタイルに影響を受けて子どもが夜ふかしに陥ることが多いようです。

2つ目の関門は、「小学校1年生」です。乳幼児で遅寝の習慣が身についてしまうと、朝8時に起きても間に合っていた保育・幼稚園生活から、1時間以上も早起きしなければならない学校生活が始まって、朝起きるのが大変になります。乳幼児期に遅寝の習慣が身についた子どもは体内時計が遅寝の時間に固定されてしまっているので、早く眠ることができません。また園生活では昼寝でおぎなえていた1日の総睡眠時間が、小学校入学とともに不足して睡眠欠乏に陥りやすくなります。「小1ギャップ」を経験しないためにも、入学の1年前には早寝早起き生活を心がけましょう。

3つ目の関門は、「小学校高学年」に訪れます。早いお子さんでは小学3年生ごろから、一般的には4、5年生ごろから急に寝る時間が遅くなります。これは、自我が芽生え、大人社会を垣間《かいま》みる年齢になることと、中学入試の準備のために塾などに通い始める子どもが急に増えることが原因です。こうした子どもたちは、そのまま遅寝の「常習犯」になる可能性があります。この時期に睡眠欠乏を経験した子どもが、さらに次の4つ目の関門を経験すると、2段階目の睡眠欠乏となって、不健康の土台をより強固なものにし、学校生活を送ることが難しくなる恐れが高まります。

4つ目は、「中学1年生」です。いわゆる「中1ギャップ」は、小学生から中学1年生に進級した際に一部の子どもに起こるとされる、学習内容や生活リズムの変化、人間関係の再構築に伴う不適応現象です。中1ギャップによる過度な緊張から、夜ふかし・遅寝の4つ目の関門を経験しやすくなります。

その後も高校受験を迎える中学2、3年の時期や、大学受験に向かう高校生活など、まだまだ関門はいくつも立ちはだかります。塾、お稽古、クラブ活動に加え、現代ではスマートフォン、ゲーム、パソコンなど、マルチメディアの利用が活発です。保育園児・幼稚園児でもパソコンやスマートフォンを扱う時代だからこそ、早寝早起きの生活習慣をできるだけ早く身につけさせ、それをつづけさせることが大切です。

第5章　家族でできる睡眠改善

——大人が変われば、子どもも変わる——

副作用なし！　予防こそ最良の方策

子どもたちが元気で充実した家庭・学校・社会生活を送るために、親はどのようなことに気をつければよいのでしょうか。一番効果的で副作用のない方法は、小さいころから健やかな眠りを確保できるように生活環境を整え、子どもにその大切さを教えることです。「昼間は十分に活動し、夜はしっかり眠るというメリハリのある生活習慣」を実践する。親ができることとして、これ以上に安全で有効で最善の方法はありません。

本章では、家族全員で取り組める良眠のためのヒントをお話ししますが、その前に、私が5、6年前まで担当していた九州のある町の乳児健診で出会ったAさん一家のケースを紹介しましょう。生活リズム改善がもっとも功を奏したご家族の中の一例です。家族構成は、父、母、生後3カ月の女児の3人。改善前と改善後の2種類のパターンを用意しました。

168～170ページの上段の図23、25、27は、3人にいつもどおりの生活をしていただき、それを記録してもらったものです。記録日は2007年11月8日から2週間です。

なお、11月20日（火）の午後以降は3人とも記録はありません。ざっとでかまいませんので、Aさん一家の睡眠リズムをみておいてください。家族の誰もが睡眠リズムが悪く、全体にばらついています。

また、遅寝が一家の習慣になっています。149ページの3カ月児の正常睡眠パターンと比べるとわかるように、とくに、3カ月の赤ちゃんの夜ふかしが心配です。このような生活をつづけていては、赤ちゃんの体内時計が正しく機能しない恐れがあります。私はAさん夫婦に「ご家族全員で遅寝の生活習慣をやめて、早寝早起き生活に改善してみませんか。そしてそれを睡眠時間記録表につけてみましょう」と伝えました。最初は「できるか心配」と渋っていたAさん夫婦も、「大事な子どものためですね」と家族全員で生活リズム改善に取り組むことに同意してくれました。

この取り組みの最大の目的は、子どもの睡眠リズムの乱れを正常に戻すこと、つまり睡眠—覚醒リズムを実年齢に即したものに適正化し、体内時計が地球時間と歩調を合わせて時を刻めるようにすることです。毎日、帰宅が午前0時を回っていた父親は、日中の仕事の効率を上げて帰宅時間を早め、早寝早起きの生活習慣を実践しました。また、夫婦で話

図23　父親、33歳（改善前）

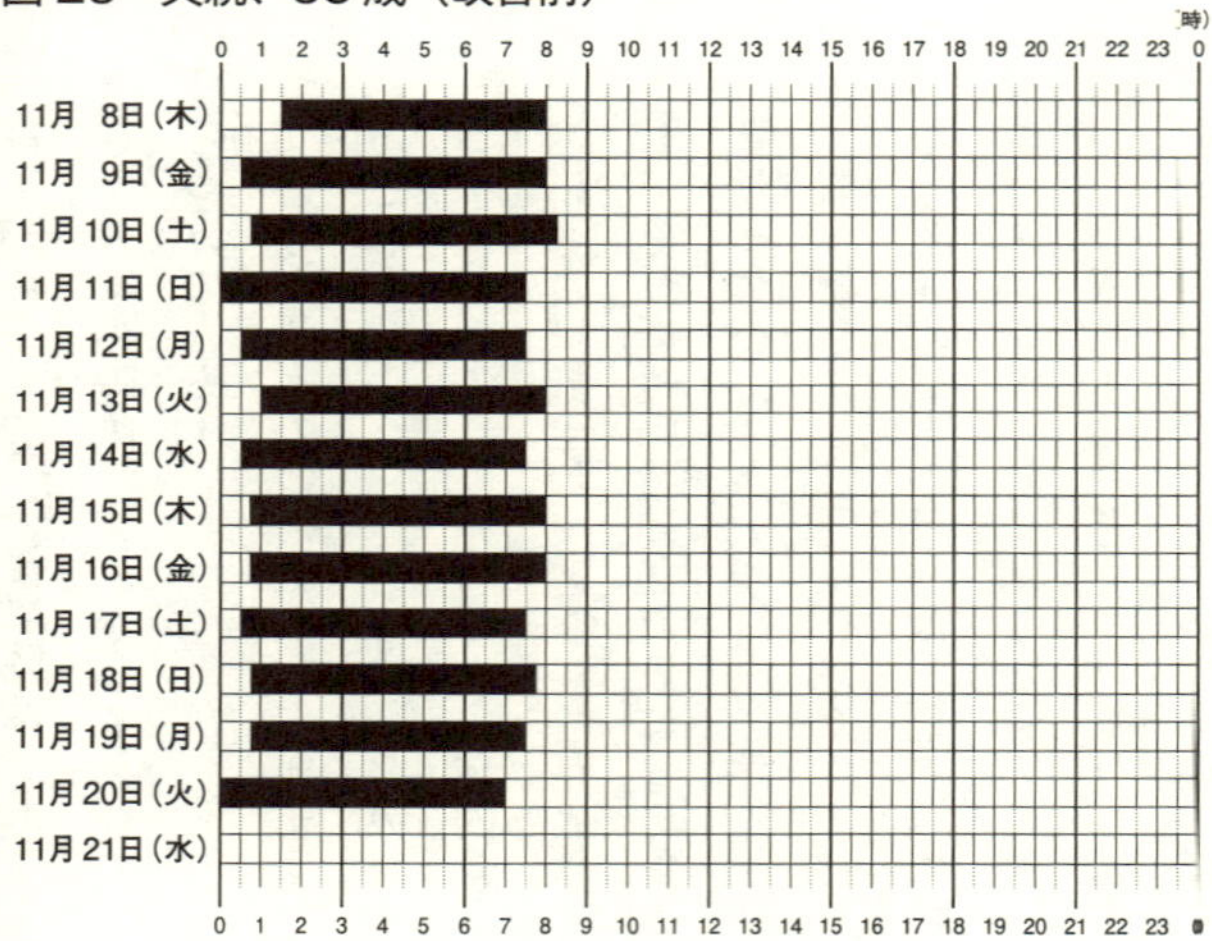

図24　父親、34歳（改善後）

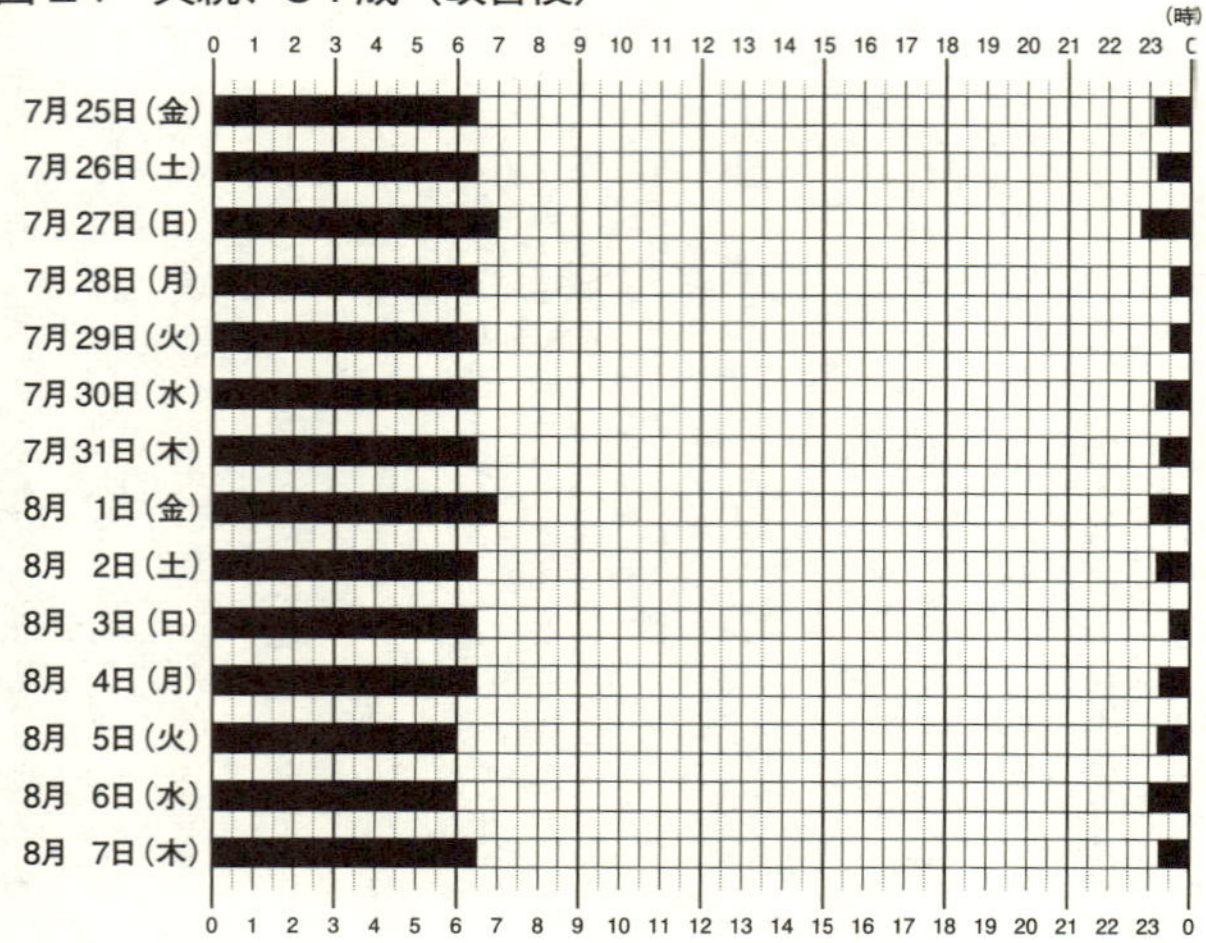

図25　母親、31歳（改善前）

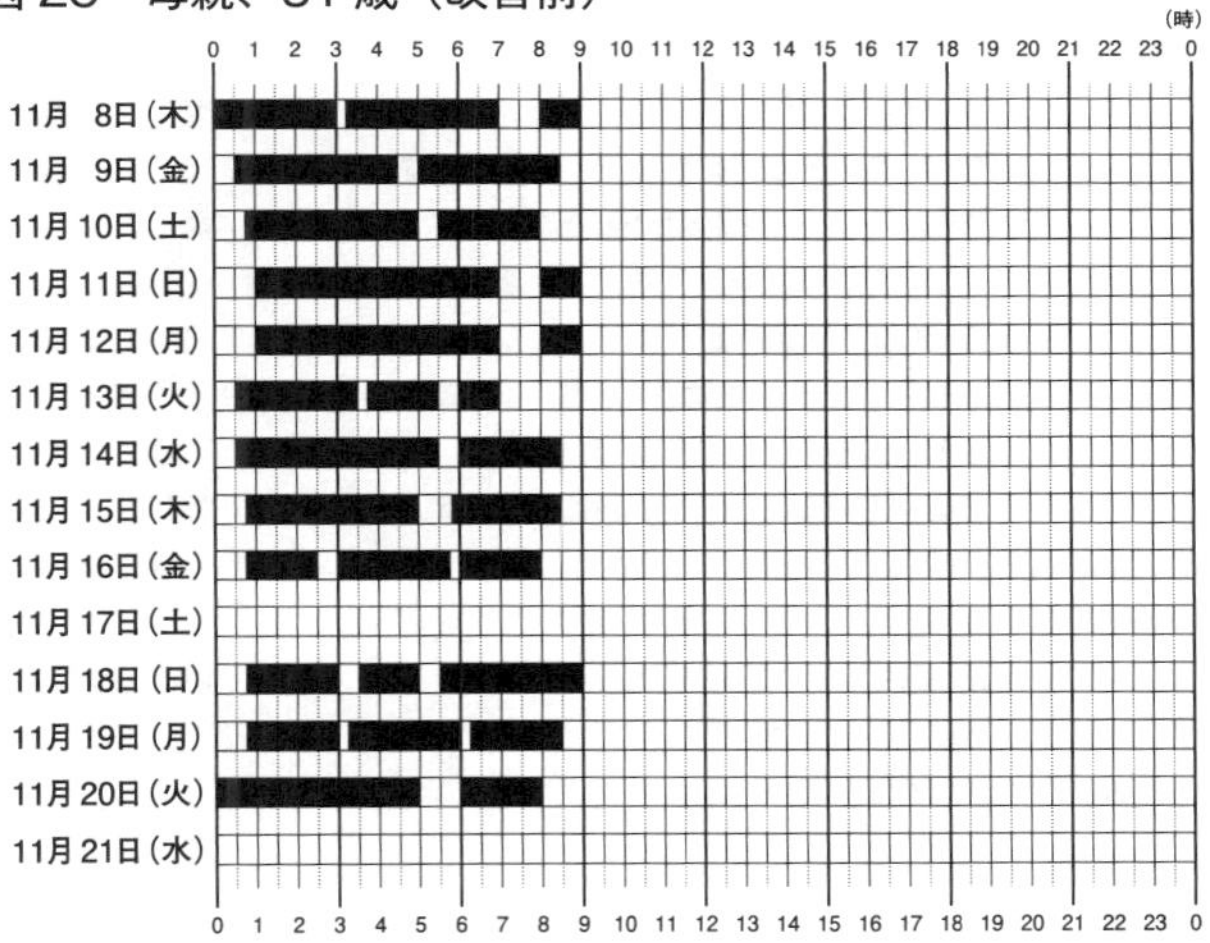

図26　母親、32歳（改善後）

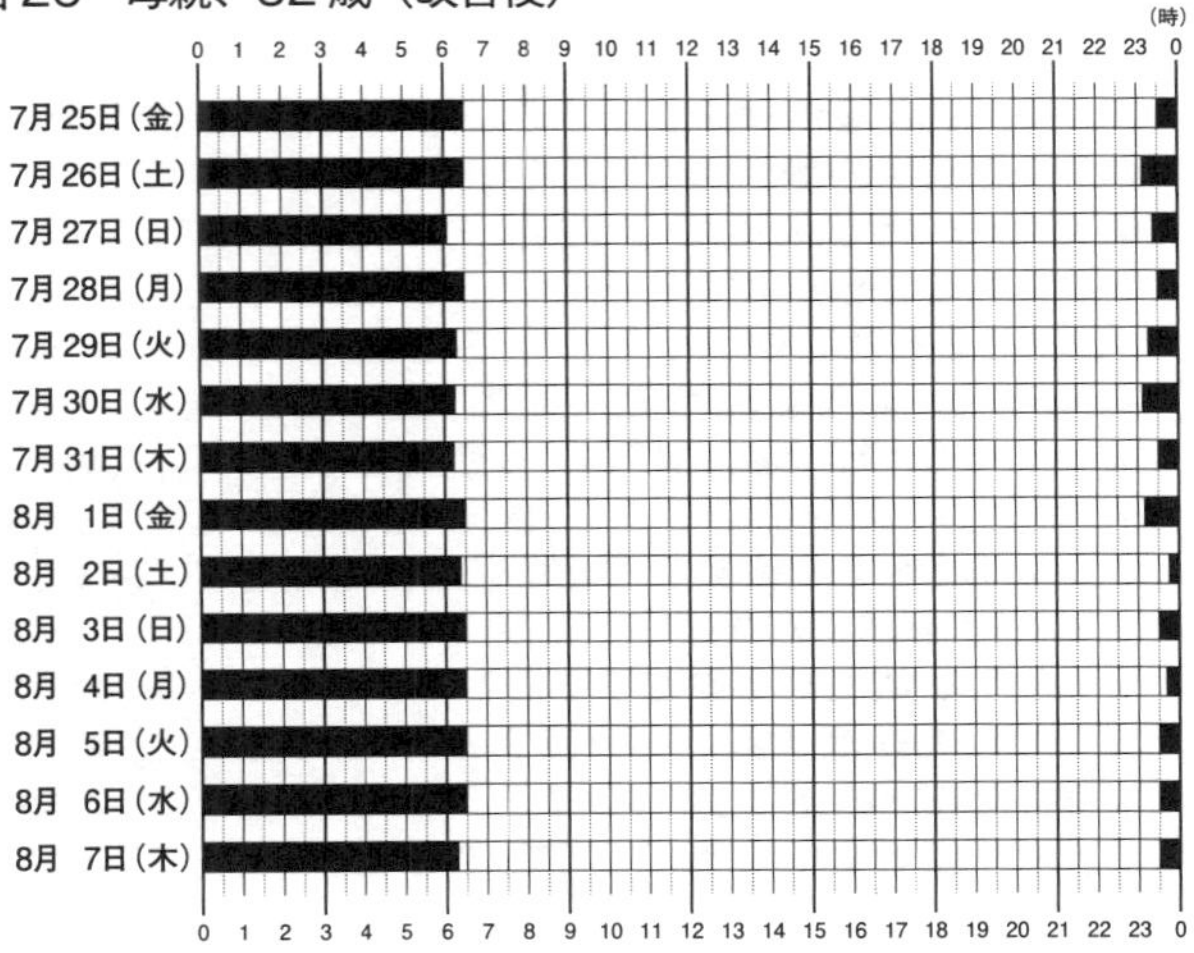

図27　女の子、3カ月（改善前）

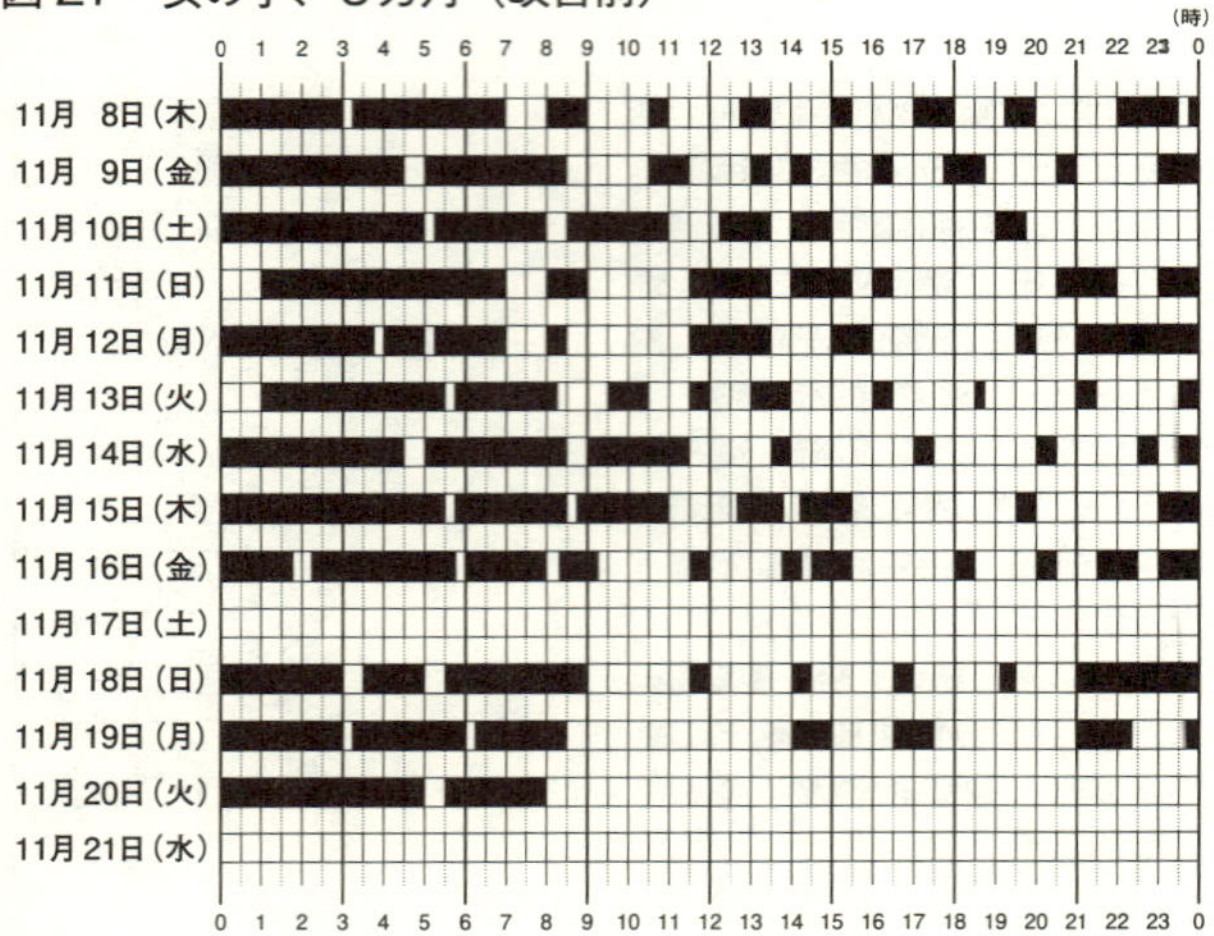

図28　女の子、11カ月（改善後）

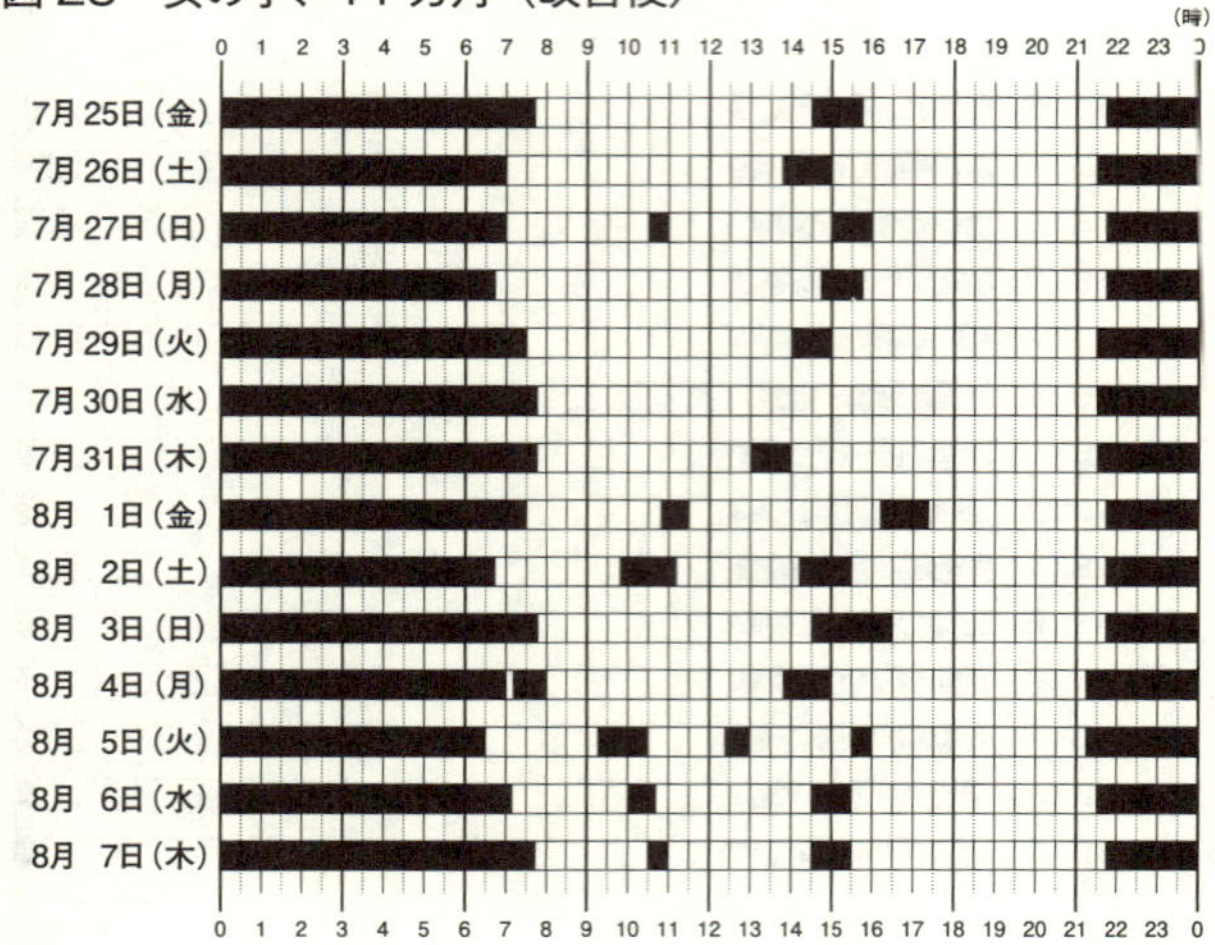

しあってしばらくは仕事上のつきあいも減らし、夜9時以降はインターネットも、テレビも視聴しないことに決めました。

図24、26、28は約9カ月後の睡眠記録です。記録日は2008年7月25日から2週間です。

上段と下段を比較すると、Aさん夫婦の睡眠習慣改善に伴い、子どもの睡眠―覚醒リズムが劇的に改善したのがわかります。子どもの睡眠と親の生活リズムは連動し、親が改善すれば子どもも同時に改善できるという適例です。

新生児から乳幼児の良眠のための9のヒント

①寝るときは部屋を暗くしよう。

夕方以降は、家の中の明かりを煌々《こうこう》とつけないようにすることがベストです。日の入りに合わせて家の中の照明も少しずつ暗くするといいかもしれません。夕方は、「寝るための準備が始まる時間」です。夜中に明るい光を浴びると、子どもの脳は「まだまだ元気に活動できる時間だ!」と勘違いしてしまいます。例えば、明るく人を照らす直接照明ではなく、壁に光を当てて直接光の当たらない間接照明に変えてみるなど工夫してください。

②寝る前にテレビをみたりゲームをしたりさせないようにしよう。

夕食後に電子画面をじっとみつめて作業することは、脳の興奮性が低下（リラックス）する速度にバラツキを作り、脳の一部の興奮を高止まりさせます。「眠たいのに、眠れない」という状態は、子どもをとても不機嫌にさせ、スムーズな入眠を妨げます。マルチメディアの利用はきりがありません。親子で時間を決めて行ってください。

③保護者も一緒に寝よう。

誰もが忙しい時代です。親が子どもと一緒に寝るのは容易ではありません。ですが、子どもの生活リズム形成にとって大事なのは、「家族全員」が早めに電気を消して一緒に休む態勢を作ることです。

生活に忙しく、疲れている親を責めることはしたくありませんが、幼い子どもの夜ふかしの一番の原因は「親の帰宅時間が遅い」「テレビ・ＤＶＤをダラダラみている」です。

親が起きているのに、子どもだけ寝かせようとしても見破られてしまいます。保護者の方々も子どもと一緒に寝る準備をして、入眠をうながしてください。早寝早起き習慣が身につくことは親の健康にもいいことですし、育児不安の解消につながることも多いのです。家事や育児がはかどり、こんなにも健康的な生活が送れるのかと驚くような嬉しい発見があると聞きます。だまされたと思って、試してみてください。

ところで日本では、親が夜遅くまで働いていたり、不規則勤務だったりするために、せっかく寝ていた赤ちゃんが目を覚ますことも珍しくありません。必ず家族の誰かは赤ちゃんとともに就寝し、保護者の生活リズムに赤ちゃんをつきあわせるのではなく、「10歳くらいまでは子ども中心の生活時間」でやりくりすることをお願いします。

赤ちゃんの睡眠―覚醒リズムに問題があるときは、1、2週間、家族全員で夜9時までに電気を消して休んでみてください。夕方から間接照明にし、朝はカーテンを開けて部屋に明るい光を入れてください。そうすれば、赤ちゃんの生活リズムが少しずつ回復し、家族も落ち着いた生活を送ることができるようになります。夜遅くに繁華街やコンビニ、量販店など、明るい照明で照らされた場所に赤ちゃんを連れていくのはご法度です。

④寝る前の熱いお風呂は避けよう。

寝る前に熱いお風呂に入ると、深部体温が上がります。深部体温は寝ているときは下がっていなければなりませんから、寝る前の熱いお風呂はそれに反します。さっと入浴する程度ならかまいませんが、就寝前にじっくり温まるような入浴はお勧めできません。できれば就寝の2時間前には入浴は済ませておきましょう。一度、入浴によって体温が上がった後、入眠までに徐々に体温が下がり、寝つきがよくなります。

⑤寝る前の食事は避けよう。

夕食の時間は早ければ早いほどいい。そう覚えておいてください。できれば、夜7時ごろ、もしくは就寝時刻の2時間以上前には済ませてください。

寝る前に食事をとると、食べた物が消化されにくいという理由もありますが、見落とされがちなのが習慣の問題です。夕食を食べずに寝る人はいませんね。夕食は早めに済ませておいたほうが早く寝る態勢を作りやすいのです。照明、お風呂、夕食。夕方以降は、できるだけ子どもの脳や身体を休む方向に向かわせましょう。

⑥毎日、朝日をしっかり浴びよう。

朝日が覚めたら、朝日を浴びることから始めるのが理想、と言われています。

朝、太陽の強い光を浴びて目から入ってきた光の刺激が脳の視交叉上核に伝わると、体内時計のズレがリセットされ、身体活動を優位にする交感神経（自律神経の1つ）が働く。すると副腎皮質からコルチゾールが分泌されて、体内環境が活動に適した状態になる。そして、朝日を浴びることで体内時計がリセットされてから15時間ほど経過すると、今度は睡眠をうながすメラトニンが松果体から分泌されて、もう1つの自律神経である副交感神経が優位な状態へと移行し、身体が休息に適した状態になる。朝の強い光は体内時計のズレを調整し、「地球時間」に合わせてくれる。だから朝きちんと起床して、明るい太陽の光を十分に浴びることはとても大切、というものです。

そうはいっても、雨の日や冬の寒い早朝など朝日を十分に浴びることができないことがあります。このことからも、日照とは関係なく、「朝起きて保育園や幼稚園に行く」という社会的な強制力としての生活リズム作りをしっかりと行っておいてほしいと私は考えています。必要な起床時刻とパーソナルな睡眠時間から割りだした就寝時刻を守りながら日々の生活を組み立ててほしいのです。

ところで私は、３歳前に済ませておきたい生活習慣として、「朝７時に自分で起きてくること」を推奨しています。保育園や幼稚園に登園するために朝８時半には家をでるという生活リズムが必要になるからです。また、幼稚園のときに子どもに夜ふかしをさせていた親が、小学校に上がってからその習慣を変えるのに「かなりしんどかった」という話をよく耳にします。小学校入学までに、朝７時ごろには自分で起きてくるリズムができあがっているほうが、のちのち子ども自身に苦労をさせずに済みます。

⑦毎朝、朝ごはんをきちんと食べさせよう。

体内時計を適正に保つには、決まった時間にごはんを食べることも大切です。とりわけ朝ごはんは体内時計の安定、活動のエネルギー源として重要です。よく噛んでしっかりととらせてください。ちなみに朝食の内容は主食、副食の他にもう1品、全部で３皿用意するのが理想的です。

⑧昼寝は午後12〜3時までに済ませよう。

遅い昼寝は、夜の就寝時刻に影響します。夜と午後に「2つの睡眠の山」を作るのと一緒だからです。午後3時以降に昼寝をしてしまうと、夜になっても眠気がやってこず、就寝時刻が後ろにズレて遅寝の習慣がついてしまいます。昼寝は午後12〜3時がベストです。

⑨昼間は楽しく活動させよう。

快適な睡眠には、脳と身体がバランスよく、しかも心地よく疲労感を感じていることが大切です。それには子ども（の脳）が「やらされている」ではなく、「楽しい」と感じることが第一です。どのような活動であっても、苦痛や不安が持続するような活動は、脳の一部の興奮性を高め、いつまでもリラックスできない状態を作ります。当然、スムーズな入眠を妨げる原因になります。

ところで、あまり眠らない赤ちゃんには、抱っこやおんぶをしながらゆっくり歩く、日中なら車に乗せて眠りを誘ってみてください。どちらも、母親のおなかの中にいたときの状態に似た縦ゆれの振動を起こすので、赤ちゃんはリラックスしてそのうち眠りに入ると思います。

一方、眠りすぎる赤ちゃんの場合は、夜、わざわざ起こして授乳する必要はありませんが、日中は定期的に起こしてみてもよいでしょう。この眠りすぎる状態はその後、眠らない状態に変化することもありますから、しばらく経過をみておくことが大事です。

以上、新生児から乳幼児までの子どものために守っていただきたい良眠のヒントを紹介しました。これらは小学生以上のお子さんにも参考になるはずです。親が一方的に「させる」のではなく、子どもが自分で「できる」ように、小さいころからの習慣づけをお願いします。

小学生以上の児童・生徒の良眠のための7のヒント

①朝7時より前に起きられるように入眠時間を調整しよう。

学生が朝起きる時間は決まっています。パーソナルの睡眠時間を考慮しつつ「入眠時間」を調整しましょう。ところで早寝の方法として、一般的に、「早く起こすと（目がもたないので）早く寝る」という話がありますが、大人と違って子どもに早起きを強制するのは逆効果の場合もあります。遅寝が習慣になっている子どもは早く起こしても寝る時間が早まらないことが多く、早寝になるのに時間がかかってしまい、その間睡眠不足がつづいてしまいます。より安全な方法として、私は早寝を先に導入することをお勧めします。

②平日でも小学生で9時間以上、中学生以上で7時間半～9時間の睡眠をとらせよう。

お子さんの土・日曜日の起床時刻が平日よりも90分以上遅い場合は、平日の睡眠不足を知らせています。平日の入眠時間を30分から1時間早める努力をしてみてください。

ただし、最近の子どもは、部活動やスポーツクラブに所属していて、土日も朝早くから行動し、どの程度睡眠不足なのか把握できないことが多くなっています。「一応、朝起きているみたいだ。まぁいいだろう」という認識は少し危険です。個々に必要なパーソナルの睡眠時間を子ども自身が理解し、自分で入眠時間を調整できるように気をつけましょう。

平日の睡眠不足がつづく場合は、休日に不足分をカバーさせるか、塾と相談して終了時間の早い授業時間に変更をお願いしてみてはどうでしょうか。塾から帰るのが夜遅くなるなら、食事、学校の宿題、入浴などその日のうちにやらなければならないことを前倒しにして、夜11時までにはベッドに入れる工夫をしませんか。それでも睡眠不足が明らかなときは、土日は平日よりも遅く起こすなど、どこかで睡眠不足を解消してあげてください。

③朝昼晩の食事時間は一定にしよう。

体内時計のリズムを一定に保つ秘訣《ひけつ》の1つに食事時間の安定があります。とくに朝食は大切です。睡眠不足では食欲がわきません。しっかりと朝食がとれるように前日の入眠時間を工夫させましょう。

④昼間は楽しく活動させよう。

乳幼児の⑨で紹介した内容を児童・生徒用に補足します。海外では、子どもには色々なスポーツをレクリエーション（娯楽、気分転換）としてさせるのが常識ですが、日本は一点突破型で一芸に秀でることを好む傾向があるため、スパルタ式が多いようです（最近では連日のようにお稽古に通う子どもも増えています）。ですが、一流選手たちは、成人するまで、あるいは成人してからも、9、10時間というように、十分な睡眠時間をとっていることで知られています。それは睡眠が、トレーニングや食事とともに丈夫な身体を作り、パフォーマンスを上げる必須要素であることを熟知しているからです。

子どもの社会性を鍛えようと、わざと競争関係を作って不安をあおり、無理を強いるような活動は、子どもたちの睡眠と脳の成長に反する悪弊です。スポーツにしろ、勉強にしろ、遊びにしろ、適度に思考し、適度に喜怒哀楽を経験し、脳と身体がバランスよく活動していることが快適な睡眠につながります。これはどの年齢の子どもにもいえることです。

⑤ベッドに入ってからの考えごとはやめさせよう。

良眠にストレスは大敵です。ヒトが眠るときは、身体をそれまでの「活動モード」から「休息モード」に切り替える必要があります。これは、交感神経の働きをおさえて、副交感神経を優位に働かせることによって、眠りに対する準備を整えるためです。うまく寝つくためには、就寝前に身体をリラックスさせ、交感神経の働きを鎮め、副交感神経の働きを高める必要があります。

交感神経による興奮状態が副交感神経をおさえこんでしまう原因の多くは、ストレスです。「不安や悩みごとで頭がいっぱい」「何かに対して腹を立てている」「勉強から頭を切り換えられない」など、布団に入ってから妄想が始まるとなかなか寝つけません。たまには何も考えずに寝ることも大切です。くよくよしがちな子どもには、気持ちを受け止めながら物事が解決に向かうように助言してやってください。

⑥「皆が夜ふかししているから大丈夫」という考えは捨てよう。

「友だちも夜ふかししているから」「今の時代、夜ふかしは当たり前」という右に倣《なら》え的な考えは今すぐ捨ててください。子どもの性格に個性があるように、睡眠時間にも個人差があります。短時間の睡眠で疲労を回復できる人もいれば、疲労回復に10時間の睡眠を必要とする人もいます。この睡眠時間は、ＤＮＡによって決められているという説もあり、自分の思い通りにならないと考えられます。

他の子どもが睡眠時間を削って頑張っているから自分の子どもも、ではなく、「わが子にはどのくらいの睡眠が必要か」を最優先に考えてください。そして子どもにも、人に流されるのではなく、自分に必要な睡眠時間を知った上で行動できるように伝えましょう。

その際、起床時間を基準に「何時までに寝るか」を考えるといいでしょう。とくに1日に8時間以上寝ないと疲れがとれない子どもの場合は、頑張りすぎると1日の睡眠や休養で疲れを回復できないことがあります。自分で自分の生活をコントロールできるようになることが大切です。

⑦良眠生活は生涯継続しよう。

私の研究では、意外にも、幼稚園、小学校時代を通して早寝早起きの朝型生活だった子どもが、その後フクロウ症候群になるケースがあることがわかっています。これは、幼児期の早寝早起きの習慣は、継続しなければフクロウ症候群に対する絶対的な予防にならないことを証明しています。良眠生活は子どもから大人まで、生涯にわたって継続することが大切です。

あとがきにかえて――福井県W町A小学校における眠育プロジェクト成功例――

今、私は、子どもたちが学校生活から離脱するのを予防する睡眠教育、略して「眠育」プロジェクトに取り組んでいます。7年前からは福井で、4年前からは青森で、一昨年からは兵庫で始まりました。この中から、今年で8年目を迎える福井での取り組みについてご紹介したいと思います。

福井県W町のA小学校の生徒たちは、地元のC中学校に進学します。このC中学校には他にも4つの小学校の生徒が集まるのですが、2005～2007年にかけて「A小学校出身者は他の小学校出身者よりも、中学入学後に不登校になる率が高い」という報告が私のところに入りました。

C中学校の総生徒数は約300名です。不登校は5％近くで（数にして15名程度）、全国平均の約2・7％よりもやや高い数字であることがわかりました。このうち、A小学校出身者は、C中学校の全不登校児の約半数（7〜8名）を占めており、確かに高率であることが判明しました。A小学校出身者は、全員で、C中学校全校生の約20％（約60名）です。60名のうちの7〜8名が不登校の状態にあるということは、A小学校卒業生の不登校率は10％を超えていて、全国平均の4倍以上です。

あまりの多さに、心配されたA小学校の校長先生から、同校の元校長先生であった前田《まえだ》勉《つとむ》先生に相談がもちこまれ、現役時代、不登校問題に関心があり睡眠の影響を気にかけていた前田先生からお誘いを受けて、私もこの調査に参加することになりました。2007年、A小学校、B小学校の4〜6年生を対象に、睡眠時間記録表を2週間つける生活リズム調査を行いました。

その結果、①不登校が多発していたA小学校出身者はB小学校出身者と比べて全体に睡眠時間が短い、②A小学校出身者の睡眠時間は高学年で1時間、中学進学とともにまた1時間というように、2段階で短くなっていました。このことから、睡眠不足はそのときすぐには問題があらわれなくても、蓄積するものであり、そのあとさらに睡眠不足が積み重なる生活が待っていると、健康問題が顕在化する可能性が高いことが判明しました。

子どもたちの生活背景が明らかになったところで、「子どもの生活リズム向上のための調査研究」（文部科学省委託事業、２００７・２００８年度）と、「眠育」授業が始まりました。眠育プロジェクトの基本は、「小学校時代の睡眠不足の蓄積を防げば、中学校生活は充実したものになる」という考えです。問題の多かったA小学校では、年3回の睡眠調査と追跡調査を実施し、個々の児童の睡眠についての評価を行い、その結果を担任から保護者に渡してもらい、家庭での生活リズム改善に役立てていただきました。この取り組みが大いに役立ち、A小学校で睡眠調査と面談・指導を行った２００８年度以降、C中学校の不登校者数は明らかに減少し、２０１２年度、A小学校出身のC中学校の生徒には１人も不登校が発生しませんでした。さらに２０１３年には、C中学校全体で不登校が０に到達しました。

この劇的な成功の背景には、生徒、保護者、学校の協力関係がありました。例えば、「学校が睡眠調査の継続実施に協力的だった」「地域で早寝早起き朝ごはん運動に対する理解が深まった」「医師（三池）による調査研究と的確な指導があった（とくに面談による生活リズム見直しの場をもつことはその後の生活リズムの向上に直結した）」「児童自身が睡眠の大切さを理解し生活リズムの立て直しを図った」「睡眠授業や保護者への講演が睡眠に対する正しい理解に効果を発揮した」などの日々の努力が功を奏したと思われます。

日常生活のリズムが安定していれば、子どもたちが学校に行けなくなる状態は予防できます。調査にもとづく「眠育」が日本全国に広がれば、すべての子どもが元気に学校生活をつづけられると私は期待しています。でも、そのためには、生徒、保護者、学校、そして社会全体が子どもの眠りの大切さを心から理解する必要があります。文部科学省でも、児童・生徒の生活習慣は学校生活を送るうえで非常に重要との認知をもち始め、悪い睡眠習慣を改めるよう警鐘を鳴らしています。

私はこれからも、子どもたちの生活のあり方に目を向け、「眠育」を通した取り組みの中で、子どもが活き活きとした人生を送るためには睡眠をはじめとする生活リズムのあり方が重要であることを、実践を通した検証によってより多くの方々に伝えていきたいと考えています。

参考文献

『日本人の生活時間・２０１０』ＮＨＫ放送文化研究所編、ＮＨＫ出版、２０１１年

Mindell JA, Sadeh A, Wiegand B, How TH, Goh DY.T, Cross-cultural differences in infant and toddler sleep, Sleep Medicine, 2010, pp. 274-280

「日本における青少年の生活・健康・体力・栄養の現状と課題」小澤治夫他、日本健康体力栄養学会、２０１２年

「健常小児における海馬体積と睡眠時間の相関」瀧靖之、２０１２年、東北大学加齢医学研究所加齢医学研究拠点サイト　http://www.idac.tohoku.ac.jp/ja/activities/info/news/20120926/index.html

『子どもとねむり』三池輝久、メディアイランド、２０１１年

「ｅ－ヘルスネット」厚生労働省サイト　http://www.e-healthnet.mhlw.go.jp/

『眠りを科学する』井上昌次郎、朝倉書店、２００６年

Joseph A.Gally, Gerald M. Edelman, Neural reapportionment: an hypothesis to account for the function of sleep, C.R.Biologies, 2004, Aug, no.327, pp.721-727

『スリープ』２０１０年、１月１日号

『フクロウ症候群を克服する』三池輝久、講談社、１９９７年

『不登校外来』三池輝久他、診断と治療社、２００９年

「胎児中枢神経系の評価」諸隈誠一『母性衛生』２０１２年

構成／インタジア

三池輝久（みいけ　てるひさ）

小児科専門医、小児神経科専門医。一九四二年生まれ。熊本大学名誉教授。兵庫県立リハビリテーション中央病院「子どもの睡眠と発達医療センター」特命参与。日本発達神経科学学会理事長。熊本大学医学部卒業。米国ウエスト・ヴァジニア州立大学留学、熊本大学医学部附属病院院長を経て三〇年間、子どもの睡眠障害の臨床および調査・研究活動に力を注ぐ。著書に『子どもとねむり　乳幼児編――良質の睡眠が発達障害を予防する』（メディアイランド）など。

子《こ》どもの夜《よ》ふかし　脳《のう》への脅威《きょうい》

集英社新書〇七三五I

二〇一四年四月二二日　第一刷発行
二〇一九年六月　八　日　第三刷発行

著者……三池輝久《みいけてるひさ》

発行者……茨木政彦

発行所……株式会社集英社

東京都千代田区一ツ橋二-五-一〇　郵便番号一〇一-八〇五〇

電話　〇三-三二三〇-六三九一（編集部）
　　　〇三-三二三〇-六〇八〇（読者係）
　　　〇三-三二三〇-六三九三（販売部）書店専用

装幀……原　研哉

印刷所……凸版印刷株式会社

製本所……加藤製本株式会社

定価はカバーに表示してあります。

ISBN 978-4-08-720735-4　C0247